多模态医学影像智能配准技术

DUOMOTAI YIXUE YINGXIANG

ZHINENG PEIZHUN JISHU

郑元杰　隋晓丹 ◎著
贾伟宽　黄文慧

U0222156

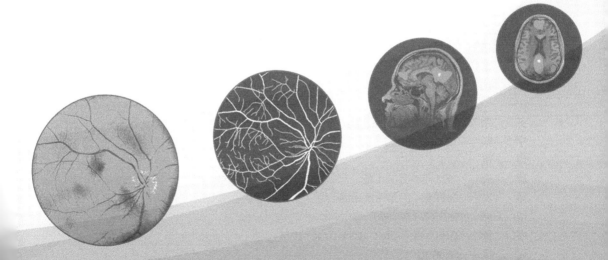

中国科学技术出版社

·北　京·

图书在版编目（CIP）数据

多模态医学影像智能配准技术 / 郑元杰，隋晓丹，
贾伟宽等著 . —北京：中国科学技术出版社，2023.7
ISBN 978-7-5046-9894-0

I.①多… II.①郑… ②隋… ③贾… III.①医学摄影
IV.① R445

中国国家版本馆 CIP 数据核字（2023）第 031158 号

策划编辑	王绍昱
责任编辑	王绍昱
封面设计	中文天地
正文设计	中文天地
责任校对	邓雪梅
责任印制	马宇晨

出　　版	中国科学技术出版社
发　　行	中国科学技术出版社有限公司发行部
地　　址	北京市海淀区中关村南大街 16 号
邮　　编	100081
发行电话	010-62173865
传　　真	010-62173081
网　　址	http://www.cspbooks.com.cn

开　　本	710mm×1000mm　1/16
字　　数	120 千字
印　　张	7
版　　次	2023 年 7 月第 1 版
印　　次	2023 年 7 月第 1 次印刷
印　　刷	涿州市京南印刷厂
书　　号	ISBN 978-7-5046-9894-0 / R·2978
定　　价	58.00 元

前　言

　　医学影像配准是医学影像分析领域中的重要问题。医学影像配准的主要任务是将来自不同成像设备或不同时间、深度、视角的图像对应像素进行关联，并转换为同一坐标系。医学影像配准技术在医学影像分析中占据重要地位，医学影像成像设备中也越来越多地集成了医学影像配准算法。先进的医学影像配准算法被集成至医学影像工程设备中，进一步提升了医学影像工程设备的智能型应用水平。目前，医学影像配准技术被广泛应用于计算机辅助诊断、计算机辅助治疗、手术导航、放射治疗计划以及治疗效果检查等领域。开展医学影像配准方面的研究，对于提升医学影像设备的智能化程度具有至关重要的临床价值和现实意义。

　　国内外学者在医学影像配准领域做了大量工作，并取得了显著成绩。早期的图像配准方法主要分为特征点匹配和强度匹配两种方式，经过多年研究和完善，部分科研成果已经被成功应用于临床实践。然而，早期的配准方法通常是通过迭代优化的方式得到图像间的空间对应关系，计算复杂度高，很难用于实时的手术导航中。医学影像还具有结构复杂、获取困难等特点，导致医学影像配准领域仍存在以下问题：一是现有的大多数配准技术往往直接预测单向的形变场，不能保证逆变换的存在，单向形变过程中在结构差异较大的区域会产生较大的误差；二是多模态图像间的相似性关系很难探索，影响多模态图像配准的准确性；三是有标签医学影像数据的获取非常困难，成为新型配准算法研究工作的一大障碍。上述这些都是医学影像配准算法研究中亟待解决的问题。

　　近年来，计算机技术的发展、深度学习的出现，给计算机视觉、医学影像分析等领域带来了巨大转变。基于深度学习的方法将配准问题定义为一个带参数的函数，并使用卷积神经网络对该函数进行建模，用于训练模型的数据集中的图像成对组成训练集来优化网络的参数，即网络中卷积核的权重。给定一对新的 2D 或者 3D 输入图像，经过训练的模型可以直接预测一个图像的所有体素到另一个图像的所有体素空间映射关系。基于深度学习的算法在医学影像配准研究领域表现出了巨大潜力，为医学影像配准提供了新的研究思路和方法，在医学影像工程中具有非常广阔的应用前景，对提升医学影像成像设备的效率和开展人工智能智慧医疗具有重要意义。

本书以医学影像分析临床应用为背景，以医学影像为研究对象，以基于深度学习的图像配准作为研究目标，围绕单模态／多模态医学影像对称配准问题展开了一系列研究工作，探讨如何使用深度学习算法来提高医学影像配准的性能，解决医学影像配准的难题，并针对医学影像配准领域存在的图像对称配准、多模态医学影像配准过程中相似度度量，以及医学影像配准算法研究过程中有标签数据获取困难等问题展开研究。本书的成果主要包括以下几个方面：

（1）针对单模态医学影像对称配准问题，提出了基于深度卷积神经网络的单模态医学影像对称配准网络算法，解决了单模态医学影像对称配准问题，增强了解剖结构差异较大的图像间配准的准确性和鲁棒性。

（2）针对单模态／多模态医学影像配准问题，提出了基于生成对抗网络的单模态／多模态医学影像对称配准网络算法。该算法同时解决了单模态／多模态医学影像对称配准问题，以及采用半监督学习策略、利用无标签数据训练优化所提出的网络模型等难题。

（3）针对多光谱眼底图像配准问题，提出了基于深度学习端到端模型的多模态医学影像分割与配准对抗学习算法，解决了多光谱眼底图像序列间的配准和眼底血管分割问题。

本书是在作者承担的国家自然科学基金项目（项目号 81871508）和山东省自然科学基金重大基础研究项目（项目号 ZR2019ZD04）所取得的成果基础上撰写而成的。姜岩芸、王静、王军霞、陈泽源、陈思羽等人为本书做了大量工作，在此表示感谢。另外本书撰写过程中，参阅了有关书籍和文献，同时也向相关作者们表示感谢。

限于作者水平，书中一定存在不妥之处，欢迎广大读者批评指正并不吝赐教。

作　者
2022 年 12 月于济南

目　录

CONTENTS

第**1**章

绪论

1.1 研究背景及意义

医学影像分析研究综合了医学影像、数字图像处理与分析、数学建模等学科的交叉领域。近些年来，以深度学习为主要代表的人工智能开始与医学影像分析进行深度结合，提升了医学影像工程设备的智能化水平。基于深度学习算法的医学影像配准技术也成了研究热点。随着影像引导手术和放射治疗技术的发展，临床对医学图像配准研究的需求更强烈，带来的挑战也更大。

1.1.1 医学影像分析技术的发展

近 30 年来，医学影像工程技术得到了迅速的发展，新的数学算法的使用，优化了医学影像的重建和分析过程，并且这些革新技术已经应用到了新的医学影像成像设备中，使医学影像的获取变得更加容易，且图像质量更加清晰，能够更好地辅助医生对患者进行疾病诊断[1, 2]。在我国医学影像设备市场中，德国西门子，荷兰飞利浦，美国通用电气（GE），以及日本的日立、东芝等外资企业占据近乎 80% 的市场。近些年来，以联影为代表的国产品牌医学影像设备生产商正在逐步崛起，包括磁共振成像（MRI）、电子计算机断层扫描（CT）等高端医学影像成像设备相继问世，国产医学影像设备市场规模也在不断扩大，在全球医学影像市场的占比也在不断增加[3, 4]。

医学成像主要分为结构性图像和功能性图像两种形态。结构性图像能够看清楚组织的结构性特征，阅片医生可以通过结构轮廓特征以及组织纹理特征来判断所拍摄部位是否发生病变。常见的结构性图像有 X 射线成像、超声成像（Ultrasound，US）、MRI 成像、CT 成像、光学相干断层扫描图像（Optical Coherence Tomography，OCT）等，具体示例如图 1-1 所示。而通过功能性图像能够观察到器官的代谢升降过程，检查出器官组织的功能性疾病。常见的功能性图像有正电子断层扫描成像（Positron Emission Tomography，PET），单光子发射计算机断层扫描成像（Single Photon Emission Computed Tomography，SPECT），以及功能性核磁共振成像（Functional Magnetic Resonance Imaging，fMRI）等，具体示例如图 1-2 所示。

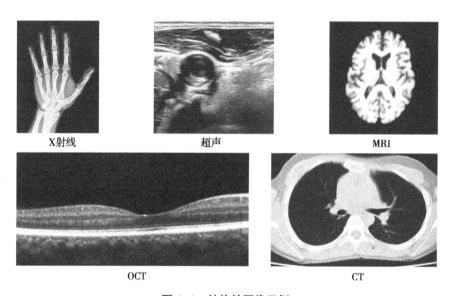

图 1-1　结构性图像示例

1.1.2　深度学习的发展及在医学影像分析中的应用

深度学习是机器学习（Machine Learning，ML）的一个重要分支。从 2012 年以后，由于计算机算力的大幅度提升和数据的大规模收集，深度学习算法在各个领域得到了快速的发展。随着域自适应算法的发展，在一个任务上训练过的深度学习模型可以快速迁移到别的任务上。在计算机视觉任务上，很多基于深度学习的算法能够达到或者超过人类的表现，比如 ImageNet 图像分类[5]、

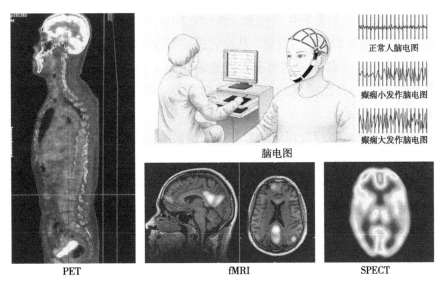

正常人脑电图

癫痫小发作脑电图

癫痫大发作脑电图

脑电图

PET fMRI SPECT

图1-2 功能性图像示例

人脸识别[6]、目标检测[7,8]等任务。

深度学习网络在建构过程中会使用大量的抽象隐藏层单元，网络将输入的信号通过神经元单元映射到更高层的表示。深度学习算法通过有监督特征学习、半监督特征学习和无监督特征学习的方式，将图像、信号等数据输入中间的隐藏层神经网络单元，这些隐藏层单元能够提取图像的高维度特征。通过卷积层、激活层、全连接层等网络结构的学习，可以让深度学习方法达到算法设计者想要的目的。

为了对疾病进行精确的诊断，在医学影像成像中，可以通过以下几点来更好地对患者进行诊断：

（1）借助更先进的医学影像设备来获取更高清的影像。医学影像设备厂商在不断进行技术革新，推出清晰度越来越高的医学影像设备。除了传统的医疗设备生产商西门子、飞利浦等，新兴的国产医疗设备生产商联影、迈瑞医疗等也在CT、MRI、放疗设备等仪器实现了高精度成像和精准放疗等功能需求[9]。

（2）依靠有专业知识、经验丰富的职业医师来完成精准化阅片工作。医师在阅片的过程中有一些困难要克服，比如接受培训的方式不同，对影像的理解不同，具有的经验不同。另外，随着工作量的增加，不可避免地会产生疲劳，从而导致错误的诊断[10]。

（3）精确定位异常发生的位置。医师在阅读医学影像的过程中，可以精确地定位到异常组织所在的位置，从而完成准确的诊断[11]。

（4）利用医学影像来判断手术后是否达到了应有效果。通过对医学影像信息的量化，对比手术前和手术后的数据，协助医生来评估手术是否成功[12]。

上述问题都可以通过深度学习算法来提供解决方案。深度学习算法能够实现图像的超分辨率，让医学影像更清晰地显示组织病灶区域。同时，深度学习算法还能够使用统一的标准来阅读医学影像，不存在像职业医师那种因疲劳因素而导致的诊断错误。在一些任务上，如基于深度学习的皮肤癌诊断算法性能已经能够超越专家水平，且时间效率更高[13]。

经过近几年的发展，基于深度学习的算法在医学影像分析上得到了广泛应用，很多医疗公司的产品也获得了国家药品监督管理局批准的医疗 AI 三类证。常见的深度学习算法在医学影像分析上的应用有：

（1）计算机辅助诊断（Computer Aided Diagnosis，CAD）。在患者拍完片子之后，先用深度学习算法评估医学影像，得到是否发生疾病或者疾病级别的概率，将可能性信息发送给医生，为医生的诊断过程提供辅助信息，让医生来做最后的决定[14]。

（2）医学影像病灶检测。利用基于深度学习的目标检测算法可在医学影像上找到病灶所在的位置，因为有的病灶非常难以观察到，而深度学习算法可以很好地帮助找到这些病灶。比如乳腺癌的钙化点，因为这些钙化点都非常小，医生漏检的概率也很高，通过算法的检测，能够找到钼靶图像上小的钙化点，对患者及时进行治疗[15]。

（3）蛋白质结构预测。DeepMind 提出的 Alpha Fold 系列深度学习算法[16, 17]，通过学习大量基因组数据，可预测蛋白质的结构。最新开源的 Alpha Fold 2 能够预测出 98.5% 的人类蛋白质结构。这是近几年来深度学习研究比较轰动的成果之一。

（4）癌症筛查。肺癌是中国每年死亡人数最多的癌症，每年大约有 80 万患者死于肺癌，而在医学影像中肺结节的人工检测非常耗费时间，同时会花费很多精力，容易出现漏诊、误诊等情况。使用深度学习算法，将不同时间检查的影像进行对比，能够非常早地发现病变，帮助医生提升阅片效率和准确率，减轻阅片负担，降低漏诊率，为肺癌患者的早期发现和尽快治疗提供了极大的帮助[18]。

（5）靶区勾画。传统放射科的靶区勾画任务主要依靠有经验的医生学习大量的影像资料，再根据影像资料来进行靶区勾画，勾画的时候要画出很多器官，勾画过程少则需要几十分钟，多则需要几个小时，花费大量的时间精力。而深度学习算法可以快速实现靶区勾画，节省了医生大量时间与精力[19, 20]。

（6）医学影像导引治疗。在进行放疗手术的时候，除了需要勾画好的靶区器官，还需对肿瘤的放射位置进行评估。放疗手术不仅能够破坏癌细胞，同时还能破坏正常的组织细胞，这些都需要经过分析。以深度学习算法为基础的方法能够完成一些辅助评估工作，可以更好地完成放疗手术，让患者得到更好的治疗[21]。

（7）医学影像配准。将不同模态的医学影像配准后，可以看到更多的有用信息，为医生的诊断提供更多的帮助[22]。例如，将一个人大脑的磁共振结构图像和其 SPECT 功能图像叠加配准到一起，在配准好的图像上既能看到它的结构信息，又能看到它的功能信息，这样可以了解到组织与器官是否发生了病变。

高端的医疗资源非常紧缺，通过深度学习赋能医学影像，可减少 B 超、磁共振影像的等待时间，提高阅片质量，实现 AI 智慧医疗，帮助医生提高诊断效率。同时也应该注意到医疗人工智能有其特殊点，因为它关系到患者的健康甚至生命，所以需要不断地克服困难，迎接挑战，让 AI 医学影像算法更多、更好、更快地落地。

1.1.3 医学影像配准及其临床意义

在过去的几十年中，医学影像配准是医学影像分析中各个应用的核心组成部分，涉及疾病诊断和检测、图像引导治疗和术后评估等各种临床应用。由于医学影像间存在空间分辨率的差异，图像配准还被广泛用作目标检测、分割和分类等任务的预处理步骤。

图像配准技术已被用于监测某些神经系统疾病，如阿尔茨海默病和脑肿瘤。神经影像学中最具挑战性的问题之一是神经变性的详细表征，量化空间和纵向萎缩模式是这一过程的重要衡量标准。解剖学的结构测量是神经退行性病变的金标准。然而，专家标注耗时耗力，且不同专家的标注存在差异性，因此很难用于大规模数据分析。图像配准被用于各种自动标记和测量研究，如阿尔茨海默病的诊断分类、脑积水检测和各种神经病理学的分析[23]。图像配准也已被验证用于指导和规划颅内电极干预。在神经系统疾病中，例如癫痫症，手术后颅内电极的定位对于定位可能需要切除的大脑癫痫区域是必要的。高分辨率术前 MRI 图像与术后 CT 扫描的配准已被验证用于大脑活动的功能映射，并已成功地监测和识别癫痫病灶。除了使用电极进行术后监测，将患者的 MRI 图像与 CT 扫描图像进行严格配准已证明比手动方法更有效、更精确，可以用于确定深部脑刺激（Deep Brain Stimulation，DBS）干预的目标电极位置[24]。

在心脏病学中，图像配准研究包括术前规划、术中指导和诊断/监测等应用。非刚性配准在自动分割和推断左心室体积和质量方面取得了成功，用于诊断多种心血管疾病，如肥厚性心肌病、致心律失常性右心室发育不良和缺血性心脏病[25]。术前使用光学相干断层扫描（OCT）结合配准技术确定体内支架尺寸，使用 X 射线血管造影术确定支架位置[26]。基于特征或基于 MI 的配准方法将术前 CT 和术中超声图像配准，用来降低传统的 2D 术中指导技术的不确定性[27]。

肿瘤学成像对于患者的诊断和随访非常重要。CT 和 MRI 等高分辨率解剖成像方式可提供有关邻近组织病变形态和结构变化的信息；PET 和 SPECT 提供了对肿瘤生物学功能及肿瘤与周围结构相互作用的功能成像。PET-MRI 和 PET-CT 数据的可形变配准全自动方法在肝脏[28]和乳腺[29]影像分析中得到验证，以指导放射治疗。此外，可形变配准允许在治疗过程中更详细地监测肿瘤轮廓，使放射治疗更加准确。

医学影像配准的另一个临床应用方向是腹腔镜手术。由于微创、并发症少和住院时间短等优势，腹腔镜手术优于开放手术。然而，腹腔镜应用需要对医学解剖结构和影像有深刻的理解，才能从腹腔镜的监视器中识别关键解剖结构。此外，为腹腔镜工具创造空间的充气会导致器官和腹壁的大形变，降低基于术前图像的手术计划的有效性。腹腔镜应用中的这些限制要求将患者的解剖模型与实时的腹腔镜图像进行配准[30]，为医生提供更多的辅助诊断信息。

综上所述，医学影像配准技术是医学图像处理研究领域的重要研究方向之一，具有非常重要的临床价值和研究意义。伴随着精准医学的发展，医学影像配准技术会有更加广阔的应用前景和应用价值。

1.2 本书研究内容

本书围绕多模态医学影像对称配准问题，定义了基于深度学习算法的配准模型通用范式，以此为基础，展开了多模态医学影像对称配准的研究，设计了单模态图像对称配准深度卷积神经网络算法、多模态图像对称配准生成对抗网络算法和多模态图像分割与配准对抗学习网络算法。本书的主要研究内容架构如图 1-3 所示。本书的研究内容主要包含以下 3 点：

（1）针对单模态医学影像对称配准问题，提出了一种基于深度学习算法的单模态医学影像对称配准算法，采用无监督方式训练。该方法在伪中心模板空间内最大化图像的相似性，通过该深度学习算法模型，预测原始的目标图像到伪中心模板图像的形变场和原始的模板图像到伪中心模板图像的形变场。该算法能够尽量减小图像在配准过程中所产生的误差。通过这种对称配准模型产生的形变场的平滑度，相较于其他算法得到的形变场，平滑度明显得到了改善。

（2）针对单模态 / 多模态医学影像的对称配准问题，提出了基于生成对抗网络的图像对称配准算法。通过引入半监督的学习策略，充分利用有标签和无标签医学影像数据进行网络模型训练和优化。将单模态 / 多模态医学影像的对称配准问题建模成一个条件生成对抗网络（Generative Adversarial Networks，GAN）模型。加入模态转换模块，将网络变成一个多模态图像对称配准生成对抗网络算法。

（3）针对多光谱眼底图像配准问题，提出分割标签引导的配准网络，将端到端分割网络和分割引导的配准网络组成一个新的完整的深度学习分割与配准对抗学习网络模型，通过对抗性学习过程，同时预测出眼底血管的分割和多光谱眼底图像间的配准。通过对抗学习方式一定程度上减少了深度学习模型对有标签数据的依赖。

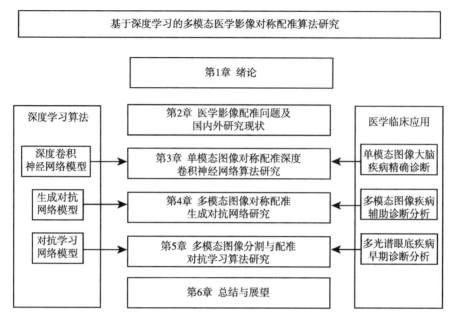

图1-3 本书主要研究内容架构示意图

1.3 本书创新点

本书的创新点总结如下：

（1）不同于常规的训练深度学习的方法，本书提出的无监督的深度学习单模态医学影像对称配准算法无需图像标签。我们在卷积神经网络后连接空间形变层，将原始图像使用卷积神经网络输出的形变场进行扭曲变换，直接计算变换后图像间的相似度，通过反向传播监督卷积神经网络参数学习过程。此外，模型在伪中心模板空间内最大化图像间的相似性，将模板图像与目标图像对齐到虚拟的中心模板，以一种简单的方式实现图像的对称配准。最后，经过训练的模型可以经过一次前传预测图像对之间的空间对应关系，在时间效率上和传统算法相比具有较大的优势。

（2）多模态图像间的配准问题一直是图像配准的难题，多模态图像间的相似度很难度量，图像配准缺少精确的标准作为训练模型的ground-truth。本文提出的基于 GAN 的方法只需要指定一个高级目标，即"使预测的几何变换与真实的形变场无法区分"，并且可以自动学习满足此目标的几何变换。基于生成对抗网络的图像对称配准算法的整个网络能够完成医学影像的模态转化、仿射变换、非线性配准等功能。加入模态转化，实现单模态 / 多模态图像配准。双向变换的预测和对称损失的使用使空间变换具有逆一致性。通过引入半监督的学习策略，充分利用有标签和无标签医学影像数据进行网络模型训练和优化。

（3）多光谱眼底图像配准至今缺少合适度量相似度的方法。本书提出利用血管标签进行配准的弱监督配准算法，在此基础上又提出了一种基于半监督的深度学习多光谱眼底图像分析算法，该算法同时执行配准和分割双重任务。整个网络模型由两部分子网络组成：基于分割网络驱动的多光谱图像配准网络和多光谱眼底血管分割网络。提出了一个新的解决方案，通过使用对抗性学习策略，更好地训练眼底图像血管分割网络和配准网络。由分割网络生成的视网膜血管分割标签图像来驱动配准网络的训练。在分割血管标签图像的基础上，对配准网络进行弱监督训练，得到两幅原始视网膜图像之间的空间形变关系。然后，将空间转换层形变的血管图与分割网络预测的另一个血管图进行比较，生成最终多光谱眼底血管的置信度图。

1.4 本书结构

本书的研究目标是探讨深度学习算法在单模态 / 多模态医学影像配准和对称配准算法中的应用，根据研究内容，本书分为以下 6 个章节：

第 1 章：绪论。在本章中，首先介绍医学影像分析技术的发展；其次介绍深度学习算法在医学影像分析和医学影像工程设备中的应用，以及医学影像配准及其在临床医学中的应用；最后总结本书主要研究内容、创新点以及本书结构。

第 2 章：医学影像配准问题及国内外研究现状。本章简述医学影像配准的常用基本方法，目标优化函数，以及应用领域等。对传统医学影像配准算法和基于深度学习医学影像配准算法研究的国内外现状做基本介绍。

第 3 章：单模态图像对称配准深度卷积神经网络算法研究。本章首先介绍图像对称配准的一些基本概念，然后详细介绍基于深度学习算法的单模态大脑图像配准算法。该算法经过不同损失函数优化后，能够对单模态大脑核磁共振图像对预测出对称形变场。

第 4 章：多模态图像对称配准生成对抗网络研究。本章介绍使用生成式对抗网络来进行多模态图像对称配准，将单模态 / 多模态图像的对称配准作为一个条件 GAN，并采用半监督策略对模型进行训练。在 7 个数据集上进行算法评估，结果证明提出的新模型具有优越的性能。

第 5 章：多模态图像分割与配准对抗学习算法研究。本章首先对多光谱眼底图像配准问题和眼底血管分割问题进行总结，并针对这些问题提出多模态图像分割与配准对抗学习算法。在私有的多光谱数据集上验证设计的算法在眼底血管分割和多光谱图像配准任务上的先进性。

第 6 章：总结与展望。本章对本书的主要工作进行阐释，总结本书研究中的难题，并对进一步的研究工作进行展望。

第 2 章

医学影像配准问题及国内外研究现状

本章针对医学影像配准问题、传统医学影像配准方法以及基于深度学习的医学影像配准方法进行概括和总结。2.1 节介绍医学影像配准及深度学习的研究背景；2.2 节将医学影像配准问题分为变换模型、目标函数和优化方法 3 部分来介绍；2.3 节介绍传统医学影像配准算法的国内外研究现状；2.4 节介绍基于深度学习的医学影像配准方法的国内外研究现状；2.5 节对本章进行总结，并引出后续研究内容。

2.1 引言

医学成像以无需侵入的方式获取身体内部结构的图像，例如，CT、MRI、PET、US、X 射线等，对疾病早期的检测、诊断和治疗具有非常重要的意义。在临床上，医学影像的解读通常由放射科医生、工程师和临床医生完成。由于检测对象病理学的巨大差异、专家的经验及潜在疲劳等因素的影响，近期研究人员和医生开始受益于计算机辅助干预。医学影像分析技术使用计算机辅助分析更好地解释图像，帮助医生识别、分类和量化医学影像[31]。

医学影像配准是医学影像分析应用中的核心组成部分，通过将两个或多个成像数据转换到同一个坐标系，在辅助诊断、手术规划、实时手术导航、术后评估等医疗智能工程设备中发挥着重要作用。例如，神经学家可以将患者的图像叠加到疾病典型的代表性图像上进行诊断评估；或将术前采集的勾画有手术路径的图像与实时采集图像叠加，以实时显示病灶位置及工具的位置、方向。此外，图像配准技术可用于比较术前和术后图像，以便对医学干预进行直接和定量的评估[32]。

图像配准是计算机视觉、医学影像处理和遥感成像等领域的一个基本问题[33-35]。医学影像配准是一个宽泛的研究主题，在过去的几十年中出现了多种图像配准技术[36-41]，分为多种类型：根据其与所需空间变换相关联的自由度（Degrees of Freedom，DoF），可以大致分为刚性变换、仿射变换或非线性变换；根据采集图像的成像传感器和采集目标，可以分为单模态、多模态、同一个体配准、不同个体配准；根据配准维度，可以分为 2D 配准、3D 配准[42]；根据形变路径，可分为图像单向配准和图像对称配准。图像对称配准通常通过对变换施加逆一致性来联合预测两个配准方向上的映射。对称配准不仅可以解决不对称配准引起的配准误差，而且可以解决非对称配准中的插值偏差问题[43]。

近年来，机器学习技术给医学影像配准带来了巨大的突破，并在许多应用中取得了显著的进展。自从 AlexNet 在 2012 年的 ImageNet 挑战赛中取得成功[44]，深度学习已经在许多计算机视觉任务中实现了优越的性能，包括目标检测[45]、特征提取[46]、目标分割[47]、图像分类[44]、图像去噪[48]和图像重建[49]等。最初，深度学习被成功地应用于解决配准过程中的迭代优化问题，快速配准的需求推动了基于深度学习的配准技术的发展[50]；空间变换网络（Spatial Transformer Networks，STN）[51]和无监督配准模型[52-54]解决了获取真实标签困难的问题；最近，基于信息理论的相似度度量[55]和生成对抗网络[56]用于解决多模态图像配准问题。

2.2　医学影像配准问题

2.2.1　问题描述

通常，医学影像配准处理是将两幅或多幅成像数据转换到 2D 或 3D 的单个坐标系。为了简化描述问题，更好地专注于配准两个图像，定义目标图像

（I^S，也称为运动图像）和模板图像（I^T，也称为固定图像）。两幅图像通过变换矩阵 ϕ 相关联。对配准问题进行建模，通过优化能量函数，确定最合适的变换矩阵，能量函数表示为：

$$\varepsilon = M\left(I^T, I^S\left(\phi\right)\right) + R\left(\phi\right), \tag{2-1}$$

其中，第一项 M 量化形变后的目标图像 $I^S\left(\phi\right)$ 与模板图像 I^T 之间的对齐程度；第二项 $R\left(*\right)$ 用于规范变换矩阵 ϕ，准确的变换矩阵 ϕ 应该是平滑且不存在折叠的。

传统的医学影像配准算法包括 3 个重要的组件：变换模型、相似度度量、优化方法。图 2-1 展示了医学影像配准的算法流程图。

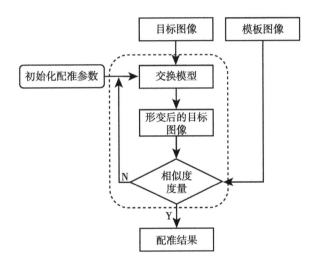

图 2-1　医学影像配准流程图

图像配准的整个过程包括：①设计或选择合适的变换模型（刚性变换、仿射变换或非刚性变换）及其相关参数的初始化；②使用变换模型来扭曲目标图像；③评估扭曲目标图像和模板图像之间的不相似性；④选择合适的相似度度量制定目标函数，并优化变换模型中的参数。配准算法在步骤②到步骤④之间迭代，直到满足合适的收敛标准。由于使用传统算法进行图像配准是一个迭代过程，这些方法通常是计算密集型的，所以图像配准算法的时间复杂度很高。

这个框架在所有配准方法中是通用的，基于深度学习的方法也是在此框架基础上进行改进，训练过程与传统方法中迭代优化的过程类似。在测试时，无需迭代优化，模型经过一次前传实现对图像间空间对应关系的预测。

2.2.2 图像配准的变换模型

2.2.2.1 刚性变换

医学影像配准中的一个常见假设是两个图像通过刚性变换相关。二维的刚性变换涉及 3 个自由度：两个平移和一个角度旋转。

如图 2-2 所示，目标在两个方向上的移动距离分别为 t_1 和 t_2，之后逆时针旋转的角度为 θ。则从（x_1，x_2）至（y_1，y_2）的线性映射表示为：

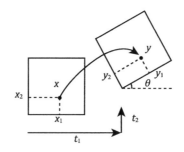

图 2-2 二维目标刚性变换

$$y_1 = \cos\theta \cdot x_1 - \sin\theta \cdot x_2 + t_1, \tag{2-2}$$

$$y_2 = \sin\theta \cdot x_1 - \cos\theta \cdot x_2 + t_1, \tag{2-3}$$

令 $t_1 = a_{13}$，$t_2 = a_{23}$，使用齐次坐标[57]（homogeneous coordinates），则二维目标的刚性变换的矩阵形式表示为：

$$T_{rigid\,(x,y)} = \begin{bmatrix} y_1 \\ y_2 \\ 1 \end{bmatrix} = \begin{bmatrix} a_{11} & a_{12} & a_{13} \\ a_{21} & a_{22} & a_{23} \\ 0 & 0 & 1 \end{bmatrix} \begin{bmatrix} x_1 \\ x_2 \\ 1 \end{bmatrix}. \tag{2-4}$$

对于头部图像，刚体假设通常是合理的，因为头骨是刚性的并且充分限制了大脑的运动。三维的刚性变换涉及 6 个自由度：3 个平移和 3 个角度旋转。三维目标图像的刚性变换可以用下面的矩阵形式来表示：

$$T_{rigid(x,y,z)} = \begin{bmatrix} y_1 \\ y_2 \\ y_3 \\ 1 \end{bmatrix} = \begin{bmatrix} a_{11} & a_{12} & a_{13} & a_{14} \\ a_{21} & a_{22} & a_{23} & a_{24} \\ a_{31} & a_{32} & a_{33} & a_{34} \\ 0 & 0 & 0 & 1 \end{bmatrix} \begin{bmatrix} x_1 \\ x_2 \\ x_3 \\ 1 \end{bmatrix}, \tag{2-5}$$

其中，a_{14}，a_{24}，a_{34} 表示沿坐标系的平移，系数矩阵 $A_{ij} = \begin{bmatrix} a_{11} & a_{12} & a_{13} \\ a_{21} & a_{22} & a_{23} \end{bmatrix}$ 是 3 个独立旋转矩阵相乘的结果，这个矩阵决定了绕每个坐标轴的旋转（Rotation）、缩放（Scale）、翻转（Flip）和剪切（Shear）的操作过程。

2.2.2.2　仿射变换

仿射变换包含剪切操作、放大缩小等操作。剪切操作要求任何两个对边之间保持平行关系，这是仿射变换的一个基本要求。在某些情况下，不仅需要校正刚性变换，还需要校正缩放。这种额外的缩放可以用矩阵形式如下表示：

$$T_{scale} = \begin{bmatrix} s_x & 0 & 0 & 0 \\ 0 & s_y & 0 & 0 \\ 0 & 0 & s_z & 0 \\ 0 & 0 & 0 & 1 \end{bmatrix}, \tag{2-6}$$

其中，S_x、S_y 和 S_z 定义沿不同坐标轴的缩放。在某些情况下，还需要进行校正剪切操作，例如由 CT 扫描仪机架倾斜引起的剪切。平面上的剪切可以表示为公式：

$$T_{shear}^{xy} = \begin{bmatrix} 1 & 0 & h_x & 0 \\ 0 & 1 & h_y & 0 \\ 0 & 0 & 1 & 0 \\ 0 & 0 & 0 & 1 \end{bmatrix}. \tag{2-7}$$

将刚性变换矩阵与缩放和剪切矩阵相结合，得到仿射变换[58]：

$$T_{affine}(x, y, z) = T_{shear} \cdot T_{scale} \cdot T_{rigid} \cdot (x, y, z, 1)^T. \tag{2-8}$$

2.2.2.3　非线性变换

可形变配准使用非线性变换矩阵将目标图像扭曲为模板图像。在可形变配准中，变换是用一个额外的向量项来建模，局部位移表示为：$x_i = x_i + T_i(x)$。局部位移场使用各种函数计算，如多项式模型（polynomial model）、分段仿射变换[59]（piecewise affine transform）、局部加权平均模型[60]（local weighted mean model）。与刚性配准相比，可形变的配准通常用于软组织配准变换，以补偿患者运动（如呼吸运动）或医生操作（如手术中的拉、切、缝合等）带来的差异。

弹性体模型（elastic body models）是常用的非线性模型，该模型首先由C.Broit 提出，将图像网格视为在平衡状态下由内部和外部驱动力形变的弹性膜[61]。流体运动模型（viscous fluidic flow models）中的可形变图像配准被建模为黏性流体，其速度和形状的变化由雷诺（reynold）数非常低的 Navier–Stokes方程控制[62]。与弹性体模型相比，流体运动模型可以处理非常大的形变，但计算效率低。微分同胚模型（Diffeomorphism Flow Models，DFM）根据拉格朗日输运方程设计，该模型中的形变是通过包括随时间变化的流速来计算的。能量函数中的正则化项是在速度场的约束下建立的：

$$R = \int_0^1 \|v_t\|_V^2 \mathrm{d}t, \qquad\qquad (2\text{--}9)$$

式中，$\|v_t\|_V$ 是通过微分运算计算的速度向量场在空间 v 上的范数。Demons 方法使用微分同胚方法计算形变力，并在形变力和高斯平滑的正则化之间交替计算[63]。

2.2.3　图像配准的目标函数

根据利用可用信息来驱动配准过程的方式，可以将配准方法区分为基于特征的方法和基于强度的方法。

基于特征的方法选择在地标（landmark）之间建立对应关系。假设地标设置在图像中的显著位置，这些位置对应有意义的解剖位置。采用合适的优化方法获得地标间的对应关系。基于特征的配准方法对于初始条件和大形变的配准问题是相对稳健的。获取可靠的地标是基于特征的配准方法的关键，一旦定位并提取了地标，就可以使用相对简单的方式获得图像配准的结果。特征点描述对检测显著点及在配准期间更好地消除潜在歧义匹配非常重要。近年来，人们提出了一系列特征点的检测方法，例如，Harris 等[64]提出根据结构张量的最小特征值来识别兴趣点；Mikolajczyk 等[65]进一步提出仿射不变特征检测方法；Lowe等提出使用高斯差分（laplacian 的近似值）来创建尺度空间表示，获取局部最大值 / 最小值作为检测的特征点，即尺度不变特征转换（Scale Invariant Feature Transform，SIFT）[66]。这类方法在强度信息破坏而几何结构保持稳定的图像中有重要应用。例如，眼底图像配准[67]使用血管结构的分支和交叉点作为特征点。

通过基于强度的方法，在整个图像域上评估像素间的强度差来量化图像间的对齐程度。在单模态图像情况下，相同的设备用于为两个物体捕获相同的信息，可以根据图像之间的强度关系假设设计不同的匹配标准。在假设相同的解剖结构对应相似的强度值的情况下，误差平方和（Sum of Squared Differences，SSD）或绝对误差和（Sum of Absolute Differences，SAD）可以用作配准的标准。两者之间的选择取决于关于破坏图像强度噪声的假设。

互信息（Mutual Information，MI）不假设图像强度之间有任何关系，适用于多模态图像配准。多模态图像配准的另一种方法是将问题简化为单模态图像配准问题。利用成像设备的物理特性，可以实现从一种模态到另外一种模态的模拟转换[68]。配准算法在执行的过程中会将两种模态映射到一个公共空间中。由于两种模态成像具有相同的解剖结构，因此可以假设局部的几何结构，这将有助于建立有意义的空间对应关系[69]。

与基于特征的方法相比，基于强度的方法能够更好地量化和表示预测出的密集形变场的准确性。常见的目标函数原理如下：

（1）均方误差（Mean-squared Error，MSE）：该方法通过计算配准之后的图像和模板图像之间的灰度均方差来判断配准算法的性能，配准算法越精确，所得到的 MSE 值就越小。其公式如下所示。当配准后的图像和模板图像完全对齐时，其 MSE 值为 0。所以该公式适合计算灰度值变化不大的两幅图像，因此，该评价标准不适合多模态图像之间的配准，适合计算单模态图像之间的配准。

$$\mathrm{MSE}\ (I_1,\ I_2)=\frac{1}{N}\sum_x\sum_y\ (I_1\ (x,y)-I_2\ (x,y))^2, \tag{2-10}$$

其中，I_1 代表目标图像，I_2 代表模板图像。x 和 y 分别代表图像的像素点位置。

（2）归一化相关系数（Normalized Correlation Coefficient，NCC）：该方法通过计算配准之后的图像和模板图像之间的归一化相关程度来判断配准算法的性能，公式如下所示：

$$\mathrm{NGG}\ (I_1,\ I_2)=\frac{1}{N-1}\sum_x\sum_y\frac{(I_1(x,y)-\bar{I}_1)\ (I_2(x,y)-\bar{I}_2)}{\sigma_{I_1}\sigma_{I_2}}, \tag{2-11}$$

其中，$\bar{I}_1$ 代表着配准后图像的平均灰度值，$\bar{I}_2$ 代表着模板图像的平均灰度值，

σ_{I1} 代表着配准后图像灰度的标准差，σ_{I2} 代表着模板图像灰度的标准差。

（3）归一化互信息（Normalized Mutual Information，NMI）：它是度量两张图片相似度的另外一种表达方式，数值越大，代表两张图片的相似性越高。当待配准的两幅图像的灰度级数相似时，评价值具有较高的可靠性；但是同时存在计算量大、实时性差的缺点。其原理是分别计算图像 A 和图像 B 的信息熵，再计算联合的信息熵。公式如下所示：

$$H(A) = -\sum_a p_A(a) \log_2 p_A(a),$$
$$H(B) = -\sum_b p_B(b) \log_2 p_B(b), \tag{2-12}$$
$$H(A,B) = -\sum_{a,b} p_{AB}(a,b) \log_2 p_{AB}(a,b),$$

其中，联合概率密度 $p_{AB}(a,b)$ 具体指的是 A 图像的灰度 a 级在相同坐标下与图像 B 中灰度级为 b 的像素点的个数与总点数的比值。归一化互信息其公式如下所示：

$$NMI(A,B) = \frac{H(A) + H(B)}{H(A,B)}. \tag{2-13}$$

归一化互信息最大化寻找一种变换令联合熵相对于边缘熵来说达到最小，在图像重叠区域较小的情况下，归一化互信息能达到较好的配准效果[70]。

2.2.4　图像配准的优化方法

图像配准的优化目标是根据包含匹配项和正则化项的目标函数来推断最佳变换，以最佳的变换将图像对齐。配准问题的目标函数可微，是连续优化问题，根据以下形式的更新规则来预测最优参数：

$$\theta_{t+1} = \theta_t + a_t g_t(\theta_t), \tag{2-14}$$

其中，θ 表示变换参数的向量，t 表示迭代次数，a_t 表示步长或增益因子，g 为搜索方向。通过同时考虑匹配项和正则化项来计算搜索方向。因此，$g_t(\theta_t)$ 也可写成 $g_t(M(\theta_t) + R(\theta_t))$。

梯度下降法（Gradient Descent，GD）是优化目标函数的一种常用的方法，优化方向为减少能量的方向或其逆方向，即 $g = -\nabla_\theta(\theta)$。Klein 等[71]研究了梯度下降法的多种变体：步长随每次迭代而衰减；不确定线性搜索算法（inexact line search）[72]；黄金分割搜索算法（golden section search）[73]。梯度下降方法已用于解决各种配准问题。在大形变微分同胚度量映射（Large Deformation Diffeomorphic Metric Mapping，LDDMM）[74]算法中，梯度下降在变分设置中应用。一致性配准（Consistent Registration，CR）[75]和自由形变配准算法（Free-form Deformations，FFD）[38]也是基于梯度下降法的优化方案。

共轭梯度下降法（Conjugate Gradient，CG）试图利用先前梯度传达的知识，并提出一个不遵循新梯度但与先前方向共轭的搜索方向。下降方向为 $g_t = f(\nabla_\theta(\theta_t), g_{t-1})$，其中，$f$ 通常表示线性组合，搜索方向也可以表示为 $g_t = -\nabla_\theta(\theta_t) + \beta_t g_{t-1}$，权重因子 β_t 可通过不同方式定义[76, 77]。Tustison 等[78]观察到有问题的能量拓扑出现在 FFD 图像配准的标准梯度方案中，提出了一种基于 B 样条（B-splines）[79]基函数对梯度进行归一化，将共轭梯度下降作为预处理梯度的方案。

拟牛顿法（Quasi-Newton，QN）旨在积累来自先前迭代的信息并利用它以实现更好的收敛。搜索方向定义为 $g = -\hat{H}^{-1}(\theta)\nabla_\theta(\theta)$，其中，$H^{-1}(\theta)$ 为逆 Hessian 矩阵，$\hat{H}^{-1}(\theta)$ 是 $H^{-1}(\theta)$ 的近似值。Broyden-Fletcher-Goldfarb-Shanno（BFGS）方法[80, 81]中使用拟牛顿法进行配准优化。高斯 – 牛顿法（Gauss-Newton，GN）是拟牛顿法的变体，旨在解决涉及函数值平方和的优化问题。这对于图像配准尤其重要，因为在对齐相同模态的图像时，这种类型的目标函数很常见。该算法不需要计算二阶导数。相反，Hessian 是通过忽略高于一阶的导数来近似：$\hat{H} = 2J^TJ$，其中，J 表示雅克比行列式。搜索方向定义为：$g = -(J^T(\theta)J(\theta))^{-1}\nabla_\theta(\theta)$。在处理单模态图像配准时，高斯 – 牛顿法经常用于 Demons 配准算法，以优化相似度度量[82, 83]。

随机梯度下降法（Stochastic Gradient Descent，SGD）源自梯度下降法的变体。在医学影像配准中，由于数据和搜索空间的维度都很大，衍生信息的计算对计算能力要求很高。因此，为了减轻计算负担，研究人员在梯度下降方法的基础上，设计了随机梯度下降的方法。它的更新规则基于梯度的近似值，表示为：$\theta_{t+1} = \theta_t + a_t\hat{g}_t(\theta_t)$，$\hat{g}_t(\theta_t)$ 为 $g_t(\theta_t)$ 的近似值。随机梯度下降法假设存在梯度的近似值，步长随时间而减少。Bhagalia 等[84]提出了一种边缘驱动的重要性采样来改进梯度近似。随机梯度下降方案已应用于采用较低自由度的形变模型，如全局线性变换或 B 样条 FFD 方法[85]。此外，随机梯度下降法在基于深度学习的配准方法中非常常见，用于解决大量数据优化问题。

2.3 基于传统算法的医学影像配准方法国内外研究现状

2.3.1 单模态和多模态图像配准方法

在单模态图像配准中，从相同类型的成像传感器获取的图像被配准；而在多模态成像配准中，要求配准的图像是从不同的模态捕获的。在多模态图像配准中，来自不同模态的图像通常具有不同的表示。例如，在超声或核医学成像中，软组织和血管相对清晰；而在射线采集图像中，骨骼比组织更明显（从图 1-1 中 CT 图像和 MRI 图像对比可见）。由于像素表示不同，因此基于像素的配准方法可能不适合多模态图像配准。

一种广泛使用的多模态图像配准方法是基于图像之间互信息的优化[86, 87]。Wachinger 等[86] 提出计算多模态图像的最小绝对误差和最小二乘法的结构表示。在该研究中，基于补丁熵的计算和流形学习引入了两种方法，用于 MRI、CT 和 PET 多模态脑图像配准。归一化互信息（NMI）[88] 和区域互信息（Regional Mutual Information，RMI）[89] 是 MI 的改进方法，用于减少局部强度变化引起的误差，提高了多模态图像配准的计算准确性。

进行多模态图像配准的另一种方法是将问题简化为单模态问题。通过利用关于成像设备的物理特性的可用知识，可以实现从一种模态到另一种模态的模拟。Roche 等[68] 通过已知 MRI 模拟超声图像，解决了超声与 MRI 刚性配准的问题。该方法利用 MRI 强度和梯度幅度信息来预测超声强度，超声信号衰减和散斑等复杂现象被忽略，模拟图像大致类似于实际的超声图像。Wein 等[90] 模拟超声图像，以解决 CT 到超声的刚性 / 仿射配准问题。该方法采用了一个基于超声波物理原理的模型，使用统计标准来驱动配准。此外，还可以将两种模态都映射到一个公共空间。由于两种模式都成像相同的解剖结构，因此假设局部几何将有助于建立有意义的对应关系。使用滤波器提取几何信息，该信息随后用于单模态图像配准[91-93]。

2.3.2 图像对称配准方法

图像对称配准的目的是解决图像之间的逆一致变换，有助于解决图像单向配准中的偏差问题。先前的研究中，已经提出了实现配准对称性的不同技术，其中大多数技术作为单向配准方法的升级版本[43, 75, 94-96]。这种升级通常是通过对称化目标函数或在抽象的"中间空间"而不是图像的真实空间中计算目标函数来实现的。然而，其中许多方法仍然没有避免通用方法的一些常见缺点。首先，它们大多数依赖于迭代优化过程，以便逐步细化预测出的形变场，因此需要执行时间。其次，在多模态图像配准中找到精确的对应关系仍然是一个困难的挑战，因为不同的模态并不总是表现出相同的特征[97]。最后，基于机器学习的图像配准在获取 ground-truth 标签时会产生较高的人工成本，尤其是获取有标签 3D 图像对的 ground-truth[98] 所产生的成本代价更大。

配准的一个重要问题是当模板图像和目标图像互换时，获得的形变场不是先前所求形变场的逆。逆一致性和对称性方法被提出以解决配准过程非对称问题。逆一致性图像配准方法（Inverse consistent image registration，ICIR）通过同时预测前向和后向变换，并将前向和后向变换约束为彼此的逆映射。Christensen 等[99] 提出算法能够同时预测前向和后向的变换，同时算法会通过向目标函数添加约束函数来惩罚不一致的空间变换。Leow 等[100] 采取了不同的方法来解决不一致问题。该方法没有在目标函数中添加不一致约束的惩戒项，而是提出了一种单向方法，将前向和后向变换耦合，并通过构造提供逆向一致变换，将反向变换建模为正向变换的逆来执行耦合。对称算法没有明确惩罚不对称性，而是构造对称的目标函数或通过优化标准目标函数来预测两个转换矩阵。每个转换矩阵将图像映射到公共域，从一幅图像到另一幅图像的最终映射是通过反转一个变换矩阵并将其与另一个组合来计算的[95]。Demons 算法[63] 的提出为医学影像配准提供了一种高效的方法，该算法通过迭代的方式在预测的位移和正则化之间进行迭代，以获得更优的变换关系。为了进一步促进 Demons 算法在解剖计算研究中的使用，Vercauteren 等[96] 将 Demons 算法扩展为对称配准算法，最初展示了如何在对数域中表示完整的空间变换，随后，通过平均计算的向前和向后形变来提供对称扩展。Avants 等[95] 在 LDDMM 方法基础上提出了一种由互相关驱动的对称 LDDMM 配准过程。对称方法与 ICIR

的不同之处在于对称算法：一是无论输入数据的顺序如何，都保证结果相同；二是由微分同胚算法保证形变场的精确逆变换。

2.4 基于深度学习的医学影像配准方法国内外研究现状

近些年来，由于计算机算力的提高，深度学习算法在各个研究领域得到了利用。很多医学影像工程设备也集成了先进算法。大量的研究工作关注如何利用深度学习算法进行医学影像配准。基于 CNN 的图像配准技术因在解决传统图像配准技术局限性方面具有潜力而成为近年来研究的热点。在这类方法中，通常是在给定一对图像的情况下，通过基于 CNN 的编码器 – 解码器网络结构，端到端地学习位移映射关系。通过最小化预测位移和 ground-truth 值之间的差异[50, 101-103]，或在传统配准技术[52, 54, 104]中使用的相异性度量来惩罚图像间的相异性，从而驱动相关 CNN 网络的训练。前者以有监督的方式进行训练，需要有 ground-truth 的图像参与训练神经网络。这些真实的 ground-truth 值变换要么是人工创建的，要么是通过传统的图像配准技术获得的。后者以无监督的方式工作，训练过程中通过空间变换网络[51]变换图像，以使图像间的差异最小化。无监督配准通常通过深度学习策略自动学习图像间的差异和空间映射关系[105-110]。已有的基于深度学习的医学影像配准算法可以分为全监督配准算法、基于相似度度量的配准算法、基于对抗网络的配准算法。

2.4.1 全监督配准算法

与医学影像分析任务中常见的其他监督学习方法一样，全监督配准算法依赖于图像对形变场的 ground-truth 值。一般采用两种方式获取真实 ground-truth 形变场：一是使用传统配准方法预测出的形变场；二是使用具有已知真实形变扭曲的模拟图像。全监督配准算法通过学习得到所采用的变换模型（线性 / 非线性）相关的参数，图像对进入算法网络后得到预测出的形变场，再利用得到的形变场将目标图像扭曲到模板图像空间，然后计算预测形变场与 ground-truth 形变场之间的损失。经过训练之后，模型可以通过一次前向传播计算两个或多个图像之间的配准结果，相对于基于迭代计算的方法，极大地减少了图像配准过程中所需的时间。

Yang 等[50]提出一种用于大形变微分同胚度量映射（LDDMM）配准的监督编码器 – 解码器网络模型，该网络利用 PyCA–LDDMM 生成真实标签来训练网络，与传统方法相比，能够明显加快配准的速度，并实现了更低的配准误差。Cao 等[111]设计了一个用于大脑 MRI 配准的 3D 补丁（patch）相似性引导的卷积神经网络（Convolutional Neural Networks，CNN）模型，该模型使用 SyN 方法[95]和 Demons 方法[63]生成真实的形变场，最终实现比 SyN 和 Demons 更高的 Dice 相似系数（Dice Similarity Coefficient，DSC）。该方法提出关键点截断平衡采样策略和提示感知深度神经网络，以增强配准模型的泛化能力，实现在不同数据上的配准任务。Fan 等[104]提出一个双引导网络（BIRNET），该模型使用两个损失函数来指导训练过程：生成的形变和真实形变之间的差异，以及扭曲的目标图像与模板图像之间的不相似性。

尽管全监督配准方法已被证明可以明显加速配准过程，并达到与传统方法相当的精度，但这类方法有一个共同的局限性，即很难获得合理的真实标签。用于获得真实形变场标签的方法通常过度简化变换过程，因此全监督配准算法的性能受到用于预测相同变换的传统配准方法性能的限制。

2.4.2　基于相似度度量的配准算法

基于相似度度量的方法不需要 ground–truth 形变场标签，训练网络需要制定一个可以优化训练网络的损失函数。借助空间变换网络（STN），使用模型预测的形变场将原始的目标图像扭曲为变换后的目标图像。扭曲后的目标图像与模板图像之间的差异用于损失函数计算反向传播。在传统的医学影像配准方法中，研究往往侧重于改进相似度度量以获得更高的配准精度。之前的研究中使用了各种相似度度量，包括互相关（CC）、归一化互相关（NCC）、互信息（MI）[112, 113]、归一化互信息（NMI）和误差平方和（SSD）。这些相似度度量的方法也可用于基于深度学习的配准模型中。

2017 年，De Vos 等[114]率先提出了一种基于"CNN+STN"的无监督端到端网络来配准 2D 心脏 MRI 图像。Jun 等[115]提出了一种用于 2D 腹部 MRI 配准的"CNN+STN"网络，这是第一个基于 CNN 的腹部图像配准方法。理想情况下，形变场应该是可微分的，因此是平滑的，并且是可逆的。为了使预测的形变场在空间上平滑，一些研究人员在训练期间对损失函数采用了各种形式的正则化。例如，Balakrishnan 等[52]使用形变场的 L2 范数导数进行正则化；Li 等[54]采用总变差（total variation）损失作为平滑度正则化器，并设计了一个多分辨率全卷积神经网络（Fully Convolutional Networks，FCN）来预测密集形变场。

卷积神经网络能够在视觉识别和感知任务中提取深度特征并跨尺度组合，这提供了在公共特征空间中评估来自不同模态的图像之间距离的可能性。多项研究中已经使用神经网络主动学习相似度度量，从而提供了一个适用于不同应用程序和图像模态的框架。Haskins 等[116]提出了一种基于回归 CNN 的相似度度量来配准核磁共振成像（MRI）和经直肠超声（Transrectal Ultrasound，TRUS）图像。与 MI 等其他几个传统的相似度度量相比，基于深度 CNN 的相似度度量在多模态图像配准问题中表现出更优的效果。Zhu 等[117]使用预训练的 CNN 作为超声（US）图像配准的相似度度量，显示出比传统配准算法更好的性能。

与传统的配准方法相比，基于相似度度量的配准方法极大地提高了配准的速度。基于相似度度量的配准网络不需要使用 ground-truth 形变场来监督网络的训练过程，解决了有监督图像配准方法的基本限制。此外，许多方法已经表明，与先进的传统配准方法相比，无监督方法实现了类似的或更好的配准性能。

2.4.3　基于对抗网络的配准算法

基于 GAN 的图像配准技术能够以更好的方式训练深度神经网络，该技术学习空间映射关系和模态间相似度度量[118]，或者通过惩罚图像差异来学习单模态图像之间的非线性变换[56, 119]。Tanner[120]利用 Cycle GAN[121]学习对称模态变换器，将图像转换为同一模态，然后通过传统的单模态图像配准算法完成多模态图像配准。该类方法以无监督的方式进行训练[56]，或用 ground-truth 形变场变换或分割标签作为有标签数据集以监督的方式进行训练[118, 122]。

对抗学习也可用来自动学习图像间的相似度度量或提供额外的正则化项。Fan 等[123]设计了一个基于 GAN 的网络，用于 3D MRI 和 CT 图像之间的多模态和单模态图像配准，设计了一个对抗性相似性网络来学习网络训练有意义的度量。Fu 等[124]提出了一个包含两个 GAN 的网络 LungRegNet，用于从粗到细配准肺部 CT 图像，其中 GAN 中的对抗网络用于强制执行额外的形变场正则化。Qin 等[125]提出了一种多模态可形变图像配准方法（UMDIR）。该方法基于分离表示学习了双向配准函数，用未配对的数据预训练一个图像到图像的模态转换网络，然后用它来训练多模态图像配准网络和 GAN 判别器（计算图像之间的相异性）。该方法将多模态图像配准简化为单模态图像配准。

2.5　本章小结

本章围绕医学影像配准问题这一主题，介绍了医学影像分析问题，以及后续章节中用到的重要基础技术。之后，分别介绍了传统的医学影像配准方法和基于深度学习的医学影像配准方法的国内外研究现状，并对现有的工作进行了总结归纳。在基于传统算法的医学影像配准技术中，重点分析了单模态和多模态图像配准方法和图像对称配准方法；基于深度学习的医学影像配准方法主要从全监督配准算法、基于相似度度量的配准算法和基于对抗网络的配准算法 3 个方面介绍。

第 **3** 章

单模态图像对称配准深度卷积神经网络算法研究

3.1 引言

    医学影像配准是医学影像分析的一个重要的研究方向，其主要任务是建立图像之间的非线性对应关系，并通过非线性变换来对齐图像。非线性图像配准技术在分析不同对象或通过传感器不同时间捕获的图像时发挥着重要作用，因为其可以帮助比较不同来源的图像之间的解剖结构差异。例如，大脑 MRI 图像的空间复杂度高，通过手动标注的方式描绘解剖结构是非常耗时的，且受到医生主观差异性的影响，而通过配准算法将其配准到已有的良好的大脑图谱上，便能够自动描绘大脑的解剖结构。在此前的配准方法中，由于是对每对图像独立优化目标函数，在处理大量的数据时非常耗时，也造成了计算资源的浪费。近年来，基于深度学习的配准算法将配准问题定义为一个参数函数，并使用数据集中的图像对对其进行参数优化。最近的基于深度学习的配准方法通过对模拟的真实形变或相似度度量的学习实现快速的图像配准。与传统的基于监督学习的方法相比，这些方法尽管实现了更好的配准性能，但输出的形变场通常是不对称的，即忽略了一对图像之间变换的内在逆一致性属性。逆一致特性意味着要学习的最优变换会促使一对图像相互对称形变，并且最终对齐两个双向形变的图像，能够消除通过图像单向配准带来的偏差，在医学影像配准研究中是一个重要的研究方向。

本章研究单模态图像的对称配准问题，提出了一种全新的、高效的无监督图像对称配准方法。该方法在伪中心模板（Pseudomean）空间内能最大化图像间的相似性。具体来说，本章设计了一个深度回归网络来预测形变场，可以用来对齐模板图像和目标图像对，这里不是预测单个形变路径，而是预测两个中间形变，这两个形变可以同时扭曲原始模板图像和目标图像到伪中心模板空间中。使用这种对称策略，配准可以更加准确和鲁棒，特别是对具有较大解剖学差异的图像。此外，形变的平滑度也得到了显著提高。公开的脑图像数据集中的实验结果表明，训练后的模型能快速预测来自不同数据集的新的图像对的对称形变。在医学影像设备中嵌入该算法，通过自动配准大脑 MRI 图像到标准大脑图谱上，提升了设备的智能化程度，方便对脑部疾病患者提供辅助诊断信息，从而提高疾病诊断的准确率，因此该算法有着很好的工程应用前景。

3.2 问题描述

医学影像配准是医学影像分析研究中的重要组成部分，近几十年来一直是重要的研究主题。非线性图像配准是指在目标图像与模板图像之间建立密集的体素到体素的非线性空间对应关系，将目标图像扭曲与模板图像对齐，使配准后图像之间的相似度最大化的过程。典型的非线性图像配准可以表示为：

$$\phi^* = \arg\min_{\phi} M\left(I^T, I^S(\phi)\right) + R(\phi), \tag{3-1}$$

其中，I^T 和 I^S 分别表示模板图像和目标图像，$I^S(\phi)$ 表示形变后的目标图像；ϕ^* 表示最优的形变场 ϕ；$M(*, *)$ 为相似度函数，表示两幅图像之间的差异；$R(*)$ 为正则化函数，表示形变场的平滑度。从能量函数中可以看出，非线性图像配准旨在最小化模板图像与扭曲后的目标图像之间的不相似性（或最大化相似性），同时保证形变场的平滑。

研究发现，在配准算法中考虑逆变换能够更好地保持医学成像的解剖结构。一部分研究工作使用逆一致图像配准（Inverse Consistent Image

Registration，ICIR），此类方法通过在归一化优化方法中加入惩罚项来要求形变场近似对称；另一部分采用对称配准（Symmetric Image Registration，SIR），在微分同胚图像配准算法（Diffeomorphic Image Registration，DIR）中加入对称归一化（Symmetric Normalization，SyN），在优化中直接包含可逆性约束来保证离散域中的亚像素精确、可逆变换。在对称配准方法中，无论输入数据的顺序如何，都能保证结果相同。

近年来，基于深度学习的无监督配准方法在传统方法的基础上，将配准问题建模为函数的优化问题，目标函数根据传统图像配准任务中的目标函数，定义为相似度项和形变场平滑项，通常的目标函数表示为：

$$L_{LOSS} = L_{Sim}\left(I^T, I^S\left(\phi\right)\right) + L_{Reg}\left(\phi\right), \qquad (3-2)$$

其中，相似度度量损失函数 $L_{Sim}\left(*, *\right)$ 计算模板图像和形变后的目标图像之间的差异，形变场正则化损失函数 $L_{Reg}\left(*\right)$ 表示形变场 ϕ 的平滑程度。

基于深度学习的配准算法的训练过程相当于传统配准算法中对每对测试图像的优化过程。卷积神经网络随着训练优化卷积核参数，在测试中能够仅通过模型的一次前向传播预测出图像间的空间对应关系，以达到快速配准的目的。

尽管前面提到的这些方法实现了快速配准，并且在图像上表现出与传统方法具有可比配准精度，却不能保证变换的实质微分形态特征。换句话说，这些方法忽略了医学成像研究中的一些理想特性，包括拓扑结构的保留和可逆性的变换。

在本章中，考虑配准对称性并进一步研究了基于深度学习的无监督配准问题。提出了一个对称配准网络（S-Net），同时将模板图像和目标图像对齐到虚拟的中心模板空间，即伪中心模板，如图 3-1 所示。具体来说，S-Net 并没有采用单向路径配准方法，从模板空间到目标图像空间建立体素到体素的对应关系，而是对称地扭曲模板图像和目标图像，直到它们在伪中心模板空间相遇。在这个空间中，图像的相似度被最大化。

这项工作的主要贡献总结如下：

（1）提出了一个新的对称配准网络 S-Net，可以同时在双向上配准图像。在这个算法模型中，可以使用对称的相似度度量约束自动学习伪中心模板空间，无需任何额外的监督条件。

（2）对称特性允许预测两个短的形变路径，而不是直接预测一个长的路

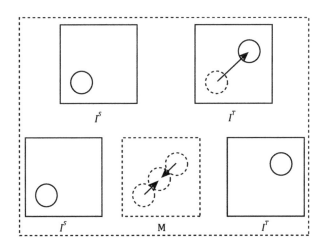

图 3-1　单向配准和对称配准过程示意图

径。配准具有较大解剖差异的图像时结果更准确、更平滑。

（3）在对称模型下，可以使用训练好的 S-Net 直接预测前向（从目标图像到模板图像）和后向（从模板到目标图像）的形变场，因此，能够在不引入任何额外模型或策略的情况下实现逆一致性。

3.3　单模态图像对称配准深度卷积神经网络算法

3.3.1　对称配准模型结构图

本章所提出的基于深度卷积神经网络的单模态图像对称配准算法模型结构如图 3-2 所示。回归网络的输入是一对模板图像 I^T 和待配准的目标图像 I^S，以及它们的差异图。模型不是直接预测将目标图像对齐到模板图像的形变场 ϕ，而是将形变路径分解为两部分 ϕ^S 和 ϕ^T，并且模板图像和目标图像对形变场的优化贡献相等，使模板图像和目标图像同时发生形变。在此结构下，将预测两条形变路径：ϕ^T 是模板图像和伪中心模板空间之间的形变路径；ϕ^S 是目标图像和伪中心模板空间之间的形变路径。

对称配准模型的优化可以通过最小化伪中心模板空间中的两个形变图像的差异来表示，其数学形式为：

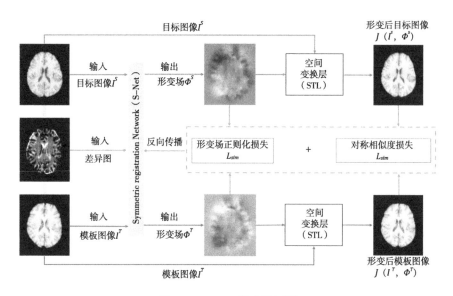

图 3-2　S-Net 算法模型图

输入由目标图像 I^S、模板图像 I^T 及其差异图组成，输出是图像间 3D 的形变场。

$$F\left(I^S,\ I^T,\ \phi^S,\ \phi^T\right)=M\left(J\left(I^S,\ \phi^S\right),\ J\left(I^T,\ \phi^T\right)\right)+\lambda R\left(\phi^S,\ \phi^T\right),\qquad(3\text{-}3)$$

其中，$T(*,\ *)$ 表示形变操作，可以通过形变场 ϕ 对图像 I 进行形变，$M(*,$
$*)$ 表示形变后的目标图像 $T\left(I^S,\ \phi^S\right)$ 和形变后的模板图像 $T\left(I^T,\ \phi^T\right)$ 之间
的差异。$R(*)$ 为正则化项，用于约束对称形变 ϕ^S 和 ϕ^T 的平滑程度。超参数
λ 用于平衡图像相似度和形变场平滑之间的权重。

3.3.2　端到端模型网络结构

　　S-Net 采用 VoxelMorph[52, 108] 中设计的网络架构，相比原始 U-Net 模型，
S-Net 通过减少冗余的连接以适应 3D 脑图像分析。S-Net 结构如图 3-3 所示，
为中间有跳网（skip connection）的编码器 – 解码器结构（encoder-decoder），
编码器由步长为 1、卷积核大小为 3×3×3 的卷积层（convolution layer）、激活
层（ReLU）和池化层（pooling layer）堆栈而成，解码器由步长为 1、卷积核
大小为 3×3×3 的卷积层、激活层和反卷积层（deconvolution layer）堆栈而成。
网络的输入为原始的模板图像、目标图像以及图像间的差异图，输出为模板图
像到伪中心模板的形变 ϕ^T。

　　模型的输出为输入脑图像之间的空间对应关系，三维脑图像的对应关系为 3 个 3D 矩阵，分别表示水平位（axial）、矢状位（sagittal）和冠状位（coronal）方向上的形变量。

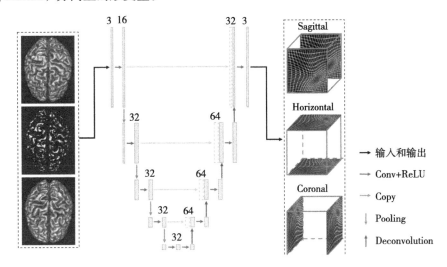

图 3-3　S-Net 网络结构图

3.3.3　空间变换层

　　本章提出的方法通过最小化形变后的目标图像和形变后的模板图像之间的差异来学习模型的最佳参数，为了使用标准的基于梯度的方法训练模型，需要在端到端模型之后执行空间变换，变换后的图像用于损失函数的计算，并将损失梯度回传。空间变换网络（STN）提供了一个完全可微的空间变换层（Spatial Transformer Layer，STL）（图 3-4），用于将输入图像 I 经过 S-Net 模型输出的形变场 ϕ 进行扭曲变换，得到形变后的图像 I。在本方法中使用三线性插值，操作 T 可以表示为：

$$T(I, \phi) = \sum_{v \in N(u+\phi(u))} I(v) \prod_{d \in \{x, y, z\}} (1 - |u_d + \phi(u_d) - v_d|), \qquad (3-4)$$

其中，$u = [x, y, z]$ 为体素坐标，$N(u + \phi(u))$ 表示图像 I 在 $u + \phi(u)$ 位置的 8 个相邻体素，d 表示 3D 空间的 3 个方向。通过在模型中插入空间变换层（STL），能够将变换后图像间计算的相似度度量损失函数反向传播到深度学习模型 S-Net。

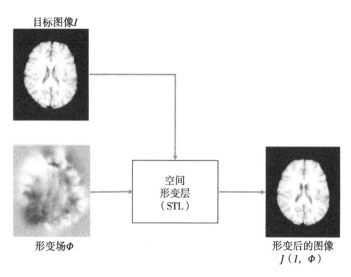

图 3-4 空间变换层（STL）工作流程示意图

3.3.4 伪中心模板

从图 3-2 和图 3-5 中可以看出，此方法不是直接预测从目标图像到模板图像或从模板图像到目标图像的形变场，而是模板图像和目标图像同时发生改变。因此可以得到两个形变场，ϕ^S 形变目标图像、ϕ^T 形变模板图像。形变场 ϕ^S 和 ϕ^T 都指向公共的伪中心模板空间。本章提出的方法中，伪中心模板是两幅图像流形空间的中间，伪中心模板到原始模板图像的距离应与伪中心模板到目标图像之间的距离相等。因此，形变场 ϕ^S 和 ϕ^T 中对应的每个体素的形变量应该相等，而方向相反。因此，在训练过程中网络的输出为一个形变场 $\phi^T =$ ϕ，并设置 $\phi^S = -\phi$。使用这种对称策略有两个优势：一是将长形变路径拆分成两条短的对称的形变路径，因此可以更有效地预测较大的局部形变；二是巧妙地保持逆一致性而不引入任何额外的约束。

在测试阶段，给定一组新的图像对，模型可以得到它们的对称形变路径 ϕ^S 和 ϕ^T，如图 3-5 所示，最终的配准结果可以通过组合两个预测的对称形变路径得到：① 前向形变表示为 $F = \phi^T \circ (\phi^S)^{-1}$，此形变路径可以实现目标图像到模板图像的配准；② 后向形变表示为 $F^{-1} = \phi^S \circ (\phi^T)^{-1}$，此形变路径可以实现模板图像到目标图像的配准。形变场 $\phi^T \circ (\phi^S)^{-1}$ 与 $\phi^S \circ (\phi^T)^{-1}$ 互为逆形变场。"∘" 表示形变场组合操作。

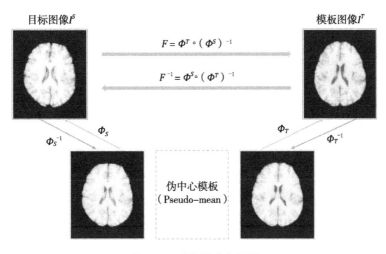

图 3-5　对称配准方法图

3.3.5　损失函数

由于配准任务中很难获取真实的形变场作为训练深度学习模型的真实标签，因此在本章提出的方法中使用相似度度量约束的无监督训练策略，训练模型的损失函数由对称相似度损失和形变场正则化损失两部分构成。

对称相似度损失：配准任务的相似度损失用于评估配准的精确程度。本方法使用 SSD 定义相似度损失。在此，定义了伪中心模板空间中的相似度损失来实现对称性。损失函数为：

$$L_{sim}^{sym} = \| J(I^S, \phi^S) - J(I^T, \phi^T) \|_2^2, \quad \phi^S = -\phi^T. \tag{3-5}$$

通过最小化对称相似度损失 L_{sim}^{sym}，模板图像和目标图像逐渐扭曲，直到达到它们的伪中心模板空间。为了进一步增强对称约束和配准精度，还定义了模板图像和目标图像之间的直接相似度损失：

$$L_{sim}^{I^S \to I^T} = \| J(I^S, \phi^S \circ (\phi^T)^{-1}) - I^T \|_2^2, \tag{3-6}$$

$$L_{sim}^{I^T \to I^S} = \| J(I^T, \phi^T \circ (\phi^S)^{-1}) - I^S \|_2^2, \tag{3-7}$$

其中，$\phi^S \circ (\phi^T)^{-1}$ 表示前向形变路径，可以将目标图像变换到模板图像空间；$\phi^T \circ (\phi^S)^{-1}$ 为后向形变路径，可以将模板图像变换到目标图像空间。值得注意的是，S-Net 的输出是中间形变 ϕ^T，在伪中心模板空间中定义的对称损失 L_{sim}^{sym} 可以很好地保留对称性，而 $L_{sim}^{I^S \to I^T}$ 和 $L_{sim}^{I^T \to I^S}$ 损失在实际图像空间中定义，可以使配准准确。因此，整个对称相似度损失可以表示为：$L_{Sim} = L_{sim}^{sym} + L_{sim}^{I^S \to I^T} + L_{sim}^{I^T \to I^S}$。

形变场正则化损失：正则化损失用于约束预测形变场 ϕ 的平滑程度，形变场的平滑对于保持配准后图像的拓扑非常重要。在 S-Net 中，这种正则化损失仅在 ϕ（网络的输出）上定义。由于 $\phi^T = \phi$，以及 $\phi^S = -\phi$，因此可以自动约束中间形变路径 ϕ^S 和 ϕ^T 及完整形变路径 F 和 F^{-1} 的平滑度。本方法中使用三种正则化损失来约束平滑程度，即拉普拉斯平滑（laplace smoothness）、零值约束（zero constraint）和抗折叠约束（anti-folds constraint）。

拉普拉斯平滑：约束形变场 ϕ 的平滑程度，定义为：

$$L_{Laplace} = \sum_u \|\nabla^2 \phi(u)\|_2^2, \qquad (3-8)$$

其中，∇^2 为拉普拉斯算子，$\nabla^2 \phi(u)$ 表示形变场 $\phi(u)$ 在体素 u 处的二阶导数。$\nabla^2 \phi(u)$ 越小，则形变场越平滑。

零值约束：修改形变场中的位移值，避免不合理的大形变，定义为：

$$L_{Zero} = \sum_u \|\phi(u)\|_2^2, \qquad (3-9)$$

抗折叠约束：在总的损失函数中加入防止形变场折叠的损失，用于约束带有褶皱的形变场的梯度，进一步增强平滑性约束，避免在最终形变中出现折叠或交叉现象，定义为：

$$L_{Anti} = \sum_u R(\nabla \phi(u) + 1), \qquad (3-10)$$

其中，$\phi(u)$ 是形变的梯度，$R(\nabla \phi(u) + 1)$ 由下式计算：

$$R(\nabla \phi(u) + 1) = \begin{cases} |\nabla \phi(u) + 1| & \text{if} \nabla \phi(u) + 1 \leq 0, \\ 0 & \text{其他} \end{cases} \qquad (3-11)$$

总的损失函数：

$$L_{LOSS} = L_{Sim} + L_{Reg}$$

$$= L_{sim}^{Sym} + L'^{I^S \to I^T}_{sim} + L'^{I^T \to I^S}_{sim} + \alpha L_{Lap} + \beta L_{Zero} + \gamma L_{Anti},$$

（3–12）

其中，α、β 和 γ 用于平衡每一项损失的权重。在实验中，设置 $\alpha = 1$ 和 $\gamma = 100$。对于零约束项 L_{Zero}，权重 β 为一个较小的值，即 $\beta = 0.01$，因为较大的值可能会影响预测大形变时的准确性。

3.4 实验与分析

3.4.1 实验环境配置

设计的 S–Net 的实验环境如下：

服务器操作系统：Ubuntu 16.04。

CPU 芯片：2 颗英特尔至强 E5–2630 CPU，每颗 CPU 具有 20 个核心。

服务器内存：288GB。

GPU 显卡：NVIDIA Tesla V100 GPU 专业图形加速显卡，32GB 显存。

CUDA 版本：9.0。

代码语言及框架：Python（Anaconda）+ TensorFlow + Keras。

在实验中使用了 1 块 GPU 显卡来进行 S–Net 算法的训练与测试。所配置的服务器具有很强的运算性能，能够帮助模型快速地训练和测试算法模型性能。在 S–Net 算法训练期间，算法训练中使用 Adam 优化策略。

3.4.2 实验数据集及预处理

数据集：实验数据集包含 80 个正常受试者的脑图像数据（T1 加权 MRI 图像和对应的标签图像），来自 4 个公开数据集：LONI LPBA40[126]，IBSR18，CUMC12[127]，MGH10[128]。数据可以从图像连续配准挑战（Continuous Registration Challenge）获取。表 3–1 展示了这 4 个数据集中脑图像的数量、性别、层间距等信息。

所有图像都包含人工标注的脑区标记，以 LPBA40 数据为例。图 3–6 展示了大脑的水平位、冠状位、矢状位的截面图。专家手动标注了包含小脑和脑干在内的56个脑区，以及脑白质（White Matter，WM）、脑灰质（Gray Matter，GM）、脑脊液（Cerebrospinal Fluid，CSF）。

表 3-1　4 个数据集采集参数

数据集 Dataset	样本量 Subjects（个）	年龄 Ages（岁）	体积 Volume（mm）	体素 Voxel（mm）
LPBA40	40 （20 男，20 女）	19~40 $\mu = 29.20$	$256 \times 256 \times 124$	38：$0.86 \times 0.86 \times 1.5$ 2：$0.78 \times 0.78 \times 1.5$
IBSR18	18 （14 男，4 女）	7~71 $\mu = 38.4$	$256 \times 256 \times 128$	8：$0.94 \times 0.94 \times 1.5$ 6：$0.84 \times 0.84 \times 1.5$ 4：$1 \times 1 \times 1.5$
CUMC12	12 （6 男，6 女）	26~41 $\mu = 32.7$	$256 \times 256 \times 124$	$0.86 \times 0.86 \times 1.5$
MGH10	10 （4 男，6 女）	22~29 $\mu = 25.3$	$256 \times 256 \times 128$	$1 \times 1 \times 1.33$

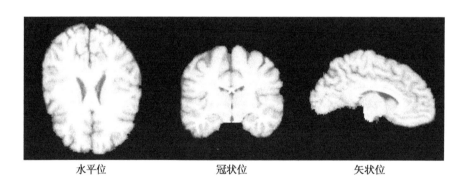

水平位　　　　　　　冠状位　　　　　　　矢状位

图 3-6　大脑水平位、冠状位、矢状位的截面图

LPBA40 数据中人工标注的 56 个脑区如图 3-7 所示。图 3-8 分别从水平位、冠状位和矢状位 3 个角度展示了人工标注的大脑中脑白质、脑灰质和脑脊液分布图。

所有图像均使用标准的流程进行预处理：

（1）脑图提取（颅骨剥离）：为了实现大脑相互配准，需要从相应的整个头部图像构建掩码，从而提取大脑区域。在本章的实验中，使用 FMRIB

Software Library（FSL）软件库中的"BET brain extraction"操作自动剥离 MRI 影像的头皮和颅骨。

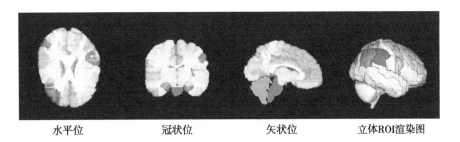

　　水平位　　　　　　冠状位　　　　　　矢状位　　　　立体ROI渲染图

图 3-7　LPBA40 数据集中标注的 ROI 脑区示意图（不同灰度代表不同大脑功能区）

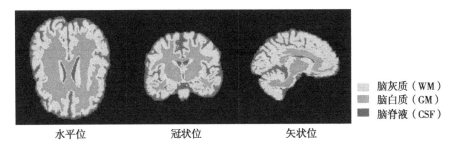

▨ 脑灰质（WM）
▨ 脑白质（GM）
▨ 脑脊液（CSF）

　　水平位　　　　　　冠状位　　　　　　矢状位

图 3-8　大脑中脑白质（WM）、脑灰质（GM）和脑脊液（CSF）标注图

　　（2）图像参数校正：将图像转换为统一格式，在本章的实验中转换为 Analyze 7.5（img，hdr）格式。此外，还需更正图像方向差异、强度校正、填充为统一尺寸等。

　　（3）线性配准：使用 FSL 软件库中的 FLIRT 将 80 个大脑图像线性配准到 MNI152（MNI152_T1_1mm_brain：$1 \times 1 \times 1$mm/voxel）模板。

　　预处理后，所有数据均具有相同的尺寸 192pixel × 224pixel × 192pixel。

3.4.3　实施细节

　　实验使用来自 LONI LPBA40 数据集的 30 个对象作为训练数据，可以生成 $30 \times 30 = 900$ 个图像对（保留同一图像组成的图像对）；剩余的 10 幅图像作为测试数据，可以得到 $10 \times 9 = 90$ 个图像对。其他 3 个数据集也用作测试数据，以进一步评估所提出方法的有效性。IBSR18 数据集包含 18 幅脑图像，组成

$18 \times 17 = 306$ 个图像对。CUMC12 数据集包含 12 幅脑图像，组成 $12 \times 11 = 132$ 个图像对。MGH10 数据集包含 10 幅脑图像，组成 $10 \times 9 = 90$ 个图像对。为了更有效地训练，模型分两个阶段训练。第一阶段，S-Net 网络用一个从数据集中选择的一个小数据集进行预训练，从数据集中选择一幅图像作为模板，其余所有图像作为目标图像，共有 $1 \times 30 = 30$ 个图像对用于训练，网络的初始学习率设置为 10^{-4}，然后对每个图像对进行 200 次迭代训练。第二阶段，选择任意两幅图像分别作为模板与目标图像组成图像对，共有 $30 \times 30 = 900$ 个图像对用于进一步训练，在这种情况下进行 20 轮（Epoch）训练，学习率设置为 10^{-5}，每 2 轮（Epoch）的衰减权重系数为 0.5。

3.4.4 评价标准

对于图像配准任务，由于不同的形变场能够产生看起来相似的形变后图像，因此图像间的形变没有明确真实标签。

第一，使用标注的解剖结构的目标重叠率来评估算法的准确性。如果形变场 ϕ 表示准确的对应关系，则原始的模板图像 I^T 和形变后的目标图像 $J(I^S, \phi)$ 中相同解剖结构区域应该很好地重叠。由于实验数据集包含人工标注的 ground-truth 像素级标签，所以使用 DSC 量化结构之间的体积重叠，其定义为：

$$DSC = \frac{2R_i^S \cap R_i^T}{|R_i^S| + |R_i^T|},$$

（3-13）

其中，R_i^S 和 R_i^T 分别表示目标和模板图像中对应的第 i 个感兴趣区域（Region of Interest，ROI）。

第二，通过使用雅可比行列式 $J_\phi(u)$ 来评估形变场的规律性。具体来说，雅可比矩阵 $J_F(u) = |D_\phi^{-1}(u)|$ 能够捕获 ϕ 在体素 u 周围的局部特性。当 $J_\phi(u) > 0$ 时，形变场被认为是平滑的。统计形变场中所有非背景体素中的不可微体素 $|\{u:J_\phi(u)<0\}|$，为形变场的折叠数。

3.4.5 结果分析

3.4.5.1 图像配准结果

将本章中所提出的模型的结果与 3 种先进的配准方法进行比较，包括 D. Demons[40]、SyN[95] 以及 VoxelMorph[52, 108]。D. Demons 和 SyN 是经典的可形变配准方法，它们成功地用于医学影像配准任务；VoxelMorph 是一个基于深度学习的配准算法，它将配准任务定义为可学习的参数函数问题，并通过学习参数实现图像间对应关系预测。

DSC 分数和运行时间的结果见表 3-2。结果表明，该方法的性能明显优于 VoxelMorph（不使用对称训练方式的基于学习的方法）。对于某些数据集，所提出的方法甚至优于 SyN。本章所提出的模型仅需要大约 3.6s，即可有效对齐 2 个 3D 大脑 MRI 图像。基于学习的方法与传统的基于迭代运算的配准方法相比，运行时间更短，性能基本能够保持，甚至有效训练的模型的配准性能超过经典的配准方法。表 3-3 展示了本章所提出的方法与对比方法预测出的形变场的折叠数，折叠数越小代表形变场越平滑。采取对称策略的模型预测的形变场比未采取对称策略预测的形变场更平滑。总的来说，S-Net 比在单一路径直接配准图像效果更好，不仅体现在配准精度上，平滑度也有很大提高。这表明，本章所提出的对称训练策略可以有效地预测大的局部形变，并且预测的形变场更平滑。

表 3-2　使用 D. Demons、SyN、VoxelMorph 和 S-Net 进行配准的 DSC 分数　（%）

数据集	D. Demons	SyN（CC）	VoxelMorph（CC）	VoxelMorph（MSE）	S-Net
LPBA40	68.7 ± 2.4	<u>71.3 ± 1.8</u>	71.2 ± 2.8	71.6 ± 2.4	**71.8 ± 2.1**
IBSR18	54.6 ± 2.2	**57.4 ± 2.4**	54.2 ± 3.4	55.2 ± 2.9	<u>56.8 ± 2.5</u>
CUMC12	53.1 ± 3.4	<u>54.1 ± 2.8</u>	51.8 ± 4.1	53.1 ± 3.5	**54.4 ± 3.2**
MGH10	60.4 ± 2.5	<u>62.1 ± 2.4</u>	59.6 ± 2.9	60.2 ± 2.6	**62.4 ± 2.4**
Time（s）	114	1330	**0.31**	**0.31**	<u>3.6</u>

注：粗体数据表示结果最好；下划线数据次之。

表 3-3　使用 D. Demons、SyN、VoxelMorph 和 S-Net 进行配准的折叠数　（个）

数据集	D. Demons	SyN（CC）	VoxelMorph（CC）	VoxelMorph（MSE）	S-Net
LPBA40	13.71 ± 2.91	**0**	28.52 ± 14.92	44.04 ± 13.83	<u>3.28 ± 0.78</u>
IBSR18	15.59 ± 8.14	**0**	44.26 ± 15.31	67.57 ± 19.59	<u>7.56 ± 1.86</u>
CUMC12	21.02 ± 9.38	**0**	39.37 ± 11.65	48.92 ± 15.28	<u>7.29 ± 1.47</u>
MGH10	18.92 ± 6.54	**0**	42.17 ± 13.26	56.72 ± 16.76	<u>6.63 ± 1.53</u>

注：粗体数据表示结果最好；下划线数据次之。

图 3-9 为可视化的结果展示：图中第一行为 MRI 脑图像的横断面，第二行为 MRI 脑图像的冠状面，第三行为 MRI 脑图像的矢状面。框选区域显示的脑室附近能观察到原始的目标图像与模板图像之间存在明显的差异。从图中可以看出，中间形变的结果非常接近，经过组合路径得到的配准结果与模板图像非常相似。

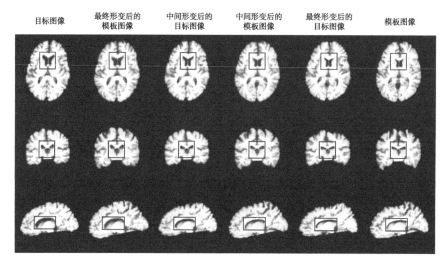

图 3-9　S-Net 算法示例结果

图 3-10 中的展示示例选自 LONI LPBA40 数据集中的一对差异较大的图像。第一行为原始图像和经过 D. Demons、ANTs-SyN 以及 S-Net 算法配准后的图像。第二行为大脑皮层渲染图。从图中可以看出，S-Net 可以获得与模板图像

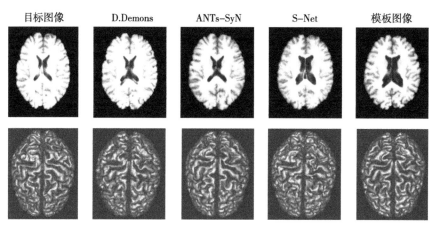

图 3-10　S-Net 与对比方法的可视化结果图

更接近的配准效果，形变后的大脑皮层较为平滑。

3.4.5.2　模型超参数设置

难以平衡多个损失之间的权重（超参数）是基于深度学习的配准方法中的常见问题。S–Net 中的总损失函数由 2 种类型的 6 种损失组成。在本章的方法中，通过大量的实验来确定多个损失的权重。图 3–11 显示了损失函数中超

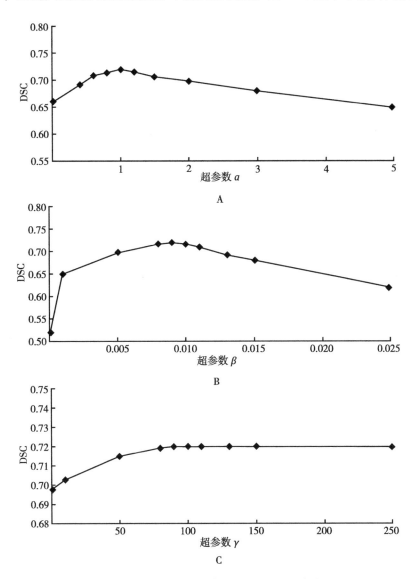

图 3–11　损失函数中超参数与 DSC 结果的关系

参数 α、β 和 γ 与 DSC 结果的关系。图 3–11A 为固定 β 和 γ（分别为 0.01 和 100），改变超参数 α 的取值对 DSC 结果的影响，$\alpha = 1$ 为最优解。图 3–11B 为固定 α 和 γ（分别为 1 和 100），改变超参数 β 的取值对 DSC 结果的影响，$\beta = 0.01$ 为最优解。图 3–11C 为固定 α 和 β（分别为 1 和 0.01），改变超参数 γ 的取值对 DSC 结果的影响，$\gamma = 100$ 能够得到最优解。当 γ 大于 100 时，改变 γ 对结果几乎没有影响。

3.5　本章小结

本章针对无监督深度学习的图像配准问题提出了一种新的图像对称配准模型 S–Net，可以更好地预测配准过程中的大局部形变。具体来说，利用伪中心模板作为配准路径的中间空间，将长形变路径拆分为两条短的对称的形变路径，同时优化模板到目标图像和目标到模板图像的形变，直到两个形变的目标能够接近整个形变路径的中点。由于方法是在形变后的模板图像与形变后的目标图像之间进行匹配，所以相对于直接找到原始的模板图像和原始的目标图像之间的空间对应关系来说更容易，预测的形变场往往更加平滑，模型也更容易收敛。S–Net 通过使用图像相似度度量进行优化，以无监督的端到端方式实现图像配准任务，因此模型训练过程中不需要已知的结果作为模型训练的真实标签。在本章的实验中，通过使用大规模的大脑 MRI 数据集评估了所提出的对称配准模型，并将提出的方法与经典的配准方法和先进的基于无监督深度学习的方法进行了比较。实验结果表明，所提出的模型在配准精度和形变场质量方面均优于传统方法和基于学习的方法，在医学影像工程设备上也具有广阔的应用前景。

第4章

多模态图像对称配准生成对抗网络研究

4.1 引言

图像对称配准用来预测图像之间的双向空间变换，同时强制要求反向空间变换具有一致性。图像对称配准能够消除图像单向配准过程中不可避免地陷入局部最优的局限性，使图像配准在跨类别、跨模态图像分析应用中更加精确，如计算解剖学和形状分析等。然而，大多数现有的对称配准技术，特别是针对多模态图像的对称配准技术，都受到迭代优化速度慢、难以探索模态间关系或有标签数据人工成本高等限制。

本章提出基于 GAN 的图像对称配准方法（Symmetric Image Registration with Generative Adversarial Networks，SymReg–GAN）打破了上述限制。同时将单模态 / 多模态图像的对称配准问题建模为一个条件 GAN，并采用半监督策略对其进行训练。对称配准是通过引入损失函数来实现的，该损失函数能够激励从一个图像到另一个图像的几何变换及其逆变换组成的循环网络，循环网络使图像经过两次变换变为原图像。半监督学习策略可以充分利用宝贵的有标签数据和大量的无标签数据。从 6 个公共的脑磁共振成像数据集和课题组自有的 CT 和 MRI 成对图像数据集的实验结果证明 SymReg–GAN 相对于几种现有先进方法的优越性。

4.2 问题描述

医学影像分析、计算机视觉和遥感图像场景中的许多问题都可以通过预测一对图像视场（Fields of Views，FOVs）内物理对应点之间的映射来解决，这被称为图像配准问题，自20世纪60年代以来一直是一个活跃的研究课题[33-36, 52, 129, 130]。图像配准通常被认为是一个目标图像到另一个模板图像的空间几何变换。然而，这种移动过程中的方向性不可避免地导致不对称和有偏差映射等问题。事实上，图像配准问题本质上是对称的，也就是说，给定配准算法计算的图像之间的对应关系与输入图像的顺序无关。当选择不同的配准方向时，不对称配准可能导致配准差异，这表明至少在一个配准方向上存在错误。此外，非对称配准可导致插值偏差，模板图像保持不变，而目标图像要经历相对平滑的插值。这些误差和偏差可能影响后续的计算解剖学和其他图像分析任务[94-96]，例如，核磁共振图像序列在分析量化不易察觉的表皮特征产生的误差时会随着图像序列纵向变化不断积累[131]。

为了处理图像配准不对称性，提出了以图像对称配准来联合预测两个图像之间的前向和后向变换，这种算法不需要选择目标图像和模板图像[95, 96, 99]。该方法能够使来自两幅图像的特征指导预测映射路径，并且在预测变换时使用逆一致性来消除对特定、任意参考图像带来的偏见误差。

经过多年的研究，目前学者已经提出了很多用于图像单向配准[36-41]和图像对称配准[43, 75, 94-96]等多种技术。然而，它们中的大多数都受到各种挑战与困扰，特别是当要对齐的图像处于不同的模态时，现有的算法很难解决该问题。首先，大多数传统的单向和图像对称配准技术严重依赖于迭代优化过程来逐步细化预测出的几何变换，因此通常需要大量的计算成本。其次，当用不同的成像方式以不同的物理原理成像时，探索物体、组织、器官等多模态图像外观之间的关系是非常困难的。最后，以全监督方式训练机器学习算法来进行图像变换或者图像分割需要大量的可靠标签，高质量有标签数据的获得既耗时又花费巨大。

随着基于深度学习的技术逐渐成为各种计算机视觉问题背后的常用工

具[51, 132-135]，卷积神经网络[50, 52, 54, 101-104]和生成性对抗网络[56, 118, 120-122]得到了快速发展。在解决图像配准问题时，基于深度学习的图像配准算法在 GPU 设备上表现出了高可扩展性和非常快的运算速度，在解决传统图像配准的缺点方面具有优越的性能和巨大的潜力。然而，这些工作大多集中在图像单向配准上，并没有有效地解决图像对称配准的问题。此外，很少有网络解决了当只有一小部分有标签样本可用时，使用大量无标签样本来提高图像配准性能的问题。最后，GAN 网络技术[136]对解决这类问题更具有优势，因为它只需要指定一个高级目标"使预测出的形变场与 ground-truth 形变场不可区分"，并且自动学习满足此目标的几何变换。

本章所提出的 SymReg-GAN 的灵感来自条件 GAN 和 Cycle-GAN。条件 GAN 通过向 GAN 中的生成器和判别器添加额外的限制性信息[134]来引导生成器（和判别器）生成特定类型的输出。CycleGAN 使用来自两个不同域的未配对图像集合，通过 GAN 架构以无监督的方式训练图像转换模型[121]。CycleGAN 扩展了条件 GAN 结构，包括能够同时进行训练的两个生成器模型和两个判别器模型。CycleGAN 还包括一个额外的损失函数，以增强循环一致性：一个生成器的输出图像可以用作另一个生成器的输入，而后者的输出应与原始图像一致。判别器模型用于区分生成的图像和"真实"图像，然后相应地更新生成器模型。

与现有的基于 CNN 或基于 GAN 的图像配准技术相比，SymReg-GAN 至少有 3 种优势。首先，现有技术大多解决了图像单向配准问题，而没有解决图像对称配准问题。其次，现有的图像配准算法没有明确引入半监督学习策略。最后，现有的多模态图像配准算法无法学习基于参数仿射模型和非线性形变场变换的精确表示。SymReg-GAN 的灵感来自 CycleGAN，但不是 CycleGAN 的简单扩展。CycleGAN 是一种 pix2pix-GAN，用于一般图像到图像的转换，包括生成给定图像的新合成图像，并进行特定修改。考虑到 CycleGAN 算法输出图像而 SymReg-GAN 算法旨在预测图像之间的变换，因此将 CycleGAN 算法推广到解决图像对称配准问题并不简单。CycleGAN 完成的图像转换有助于解决多模态图像配准中测量图像相似性的难题[56, 121]。然而，CycleGAN 只能进行模态转换功能，而 SymReg-GAN 能够将图像模态转换、图像配准和配准对称性集成到一个统一的 GAN 网络模型中。

SymReg-GAN 通过将目标设定为一个高级半监督模型[133]来训练生成器和判别器。生成器预测图像之间的对称变换，而判别器尝试区分"真实"（即真实变换）和"假"（即生成器预测的输出）。SymReg-GAN 通过强制执行一个条件，即从一个图像到另一个图像的变换及其反向变换所组成的循环应使图像返回原图，从而激励配准中的对称性。在训练过程中，SymReg-GAN 对于有标签图像对采用监督损失函数，而对于无标签图像对则去掉监督损失函数来实现半监督学习。SymReg-GAN 的多模态图像配准是通过训练模态变换器来实现从一个模态图像到另一个模态图像的转换。

本章的创新点主要有以下 3 点：

（1）SymReg-GAN 在图像对称配准算法中使用 GAN 网络生成对抗策略，通过对抗性学习策略来提升算法的性能和鲁棒性。

（2）SymReg-GAN 在基于 GAN 的图像配准中引入了半监督学习，训练过程可以使用宝贵的有标签数据和大量无标签数据，充分提高数据集的使用效率。

（3）SymReg-GAN 是一种早期多模态图像配准技术，使用 GAN 自动学习图像间的空间对应关系，将参数仿射变换模型和非线性形变模型相结合。

在对比实验中，选取了各种先进的图像配准技术作为 SymReg-GAN 方法性能测试的基准（baseline）。来自 6 个公共 MRI 数据集和 1 个自有的 CT 和 MRI 多模态数据集的实验结果表明，SymReg-GAN 在单模态和多模态图像配准方面都具有优势。

在本章的余下部分，在 4.3 节中对 SymReg-GAN 算法进行了详细描述，包括 SymReg-GAN 概述，使用的损失函数，以及生成器和判别器的网络架构。在 4.4 节中展示了 SymReg-GAN 相对于基准图像配准技术的显著性能改进。在 4.5 节中对本章进行了总结。

4.3　多模态图像对称配准生成对抗网络算法

将 SymReg-GAN 用于生成对抗网络的图像对称配准算法，它不仅学习了两幅图像之间的双向空间映射，而且还鼓励这两个映射是逆一致性的。此外，可以利用"有标签"和"无标签"的训练图像对，以半监督方式对 SymReg-GAN 进行训练。对于前者，ground-truth 空间映射已知；而对于后者，仅给出 2 幅图像作为输入。

4.3.1 基于生成对抗网络的图像对称配准算法

在 D 维空间域上定义 2 个图像 I 和 J，用图像配准算法来预测一个空间变换 M，让一个图像（目标图像）匹配到另一个图像（模板图像）的空间中。对称配准中图像 I 和 J 的空间变换具有逆一致性[37, 41, 75]，空间变换逆一致性作为对称配准这 2 个图像的必要条件。这种一致性通常是通过确保图像 I 和 J 的变换 $M_\rightarrow$ 是 $M_\leftarrow$ 的逆变换。

提出的 SymReg-GAN 在一种模态或两种不同的模态（如 T1 加权 MRI 图像和 T2 加权 MRI 图像）中实现了图像 I 和 J 的对称配准。如图 4-1 所示，用算法训练网络来预测双向变换 $M_\rightarrow$ 和 $M_\leftarrow$。这两部分网络是不相交的，但可通过专门设计的对称损失 L_{sym} 来实现目标。

在前向转换 $M_\rightarrow$ 中，SymReg-GAN 网络训练生成器 $G_\rightarrow$ 和判别器 $D_\rightarrow$，通过计算它们的目标函数来完成对抗性训练。$G_\rightarrow$ 生成器来预测一个形变场值 $\hat{M}_\rightarrow$，而 $D_\rightarrow$ 通过学习 ground-truth 变换 $M^*_\rightarrow$ 来判断 $\hat{M}_\rightarrow$ 是否为真实形变。在测试过程中，只有经过训练的生成器 $G_\rightarrow$ 被用来预测 $M_\rightarrow$。

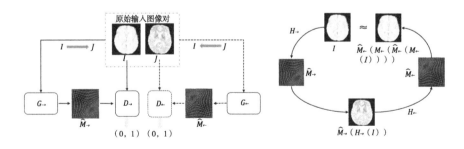

图 4-1 SymReg-GAN 网络结构图

左图：SymReg-GAN 网络结构分为两部分，每一部分网络都被训练来预测一个方向的变换。例如，从 I 到 J 的转换 $\hat{M}_\rightarrow$ 通过有监督的方式利用生成器 $G_\rightarrow$ 和判别器 $D_\rightarrow$ 训练后得到。右图：SymReg-GAN 网络中的对称变换，它可以利用网络中训练出的参数进行对称变换。

4.3.2 生成器网络结构

多模态图像配准的生成器 $G_\to$ 由 4 个模块串联组成：1 个模态变换器 $H_\to$，1 个仿射变换器 $A_\to$，1 个非线性变换器 $N_\to$，以及 1 个空间变换器 S。图像转换通过 1 个空间变换器 S、1 个仿射变换器 $A_\to$、1 个非线性变换器 $N_\to$ 预测的形变场来完成图像配准，具体的生成器 $G_\to$ 网络结构如图 4–2 所示。对于单模态图像配准，生成器中的模态变换器 $H_\to$ 停止工作，只包含仿射变换器 $A_\to$ 和非线性变换器 $N_\to$。

对于这 4 个模块，模态变换器 $H_\to$ 可以将给定的 T1 图像合成到 T2 图像；仿射变换器 $A_\to$ 预测从 T1 到 T2 的仿射变换；$A_\to$ 后面的空间变换器 S 将得到的仿射变换应用到合成的 T2 图像上；非线性变换器 $N_\to$ 预测一个上一步得到的合成 T2 图像到原始的 T2 图像的一个非线性变换；$N_\to$ 后面的空间变换器利用生成的空间形变 $\hat{M}_\to$ 将合成的 T2 图像形变到原始的 T2 图像空间中。这是整个 SymReg–GAN 的生成器 $G_\to$ 的工作流程。

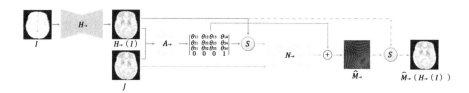

图 4–2　SymReg–GAN 的生成器 $G_\to$ 的网络结构示例

4.3.3 判别器网络结构

图 4–3 展示的是 SymReg–GAN 的判别器 $D_\to$ 的网络结构，判别器 $D_\to$ 包含 1 个空间变换器 S 和 1 个深度鉴定网络 Z。空间变换器 S 使用预测出的形变场和 ground–truth 形变场得到变换后合成的 T2 图像，再结合原始的 T2 图像，通过深度鉴定网络 $Z_\to$ 得到"真"或"假"的二值预测结果。

4.3.4 整体网络结构

如上所述，设计的深度神经网络模型算法能够学习两幅图像之间的差异并预测出相对应的空间变换关系，整个神经网络模块包括模态变换器 H、仿射

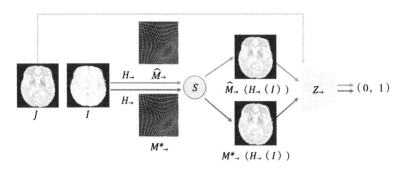

图 4-3　SymReg-GAN 的判别器 $D_↓$ 的网络结构

变换器 A、非线性变换器 N、判别器 Z 和空间变换器 S。下面介绍它们的架构细节：

生成器中的模态变换器 $H_→$ 和 $H_←$：模态变换器将一种模态的图像（如 T1 加权 MRI）作为输入，并生成另一种模态的图像（如 T2 加权 MRI）。相关网络使用 Zhang 等[137, 138] 的 3D U-Net 实现，该网络通过 4 次下采样（步长为 2、卷积核为 $3 \times 3 \times 3$）和对称上采样，整体的特征映射运算量比 ConditionalGAN[121, 134] 模型中的更少。

生成器中的仿射变换器 $A_→$ 和 $A_←$：SymReg-GAN 中的仿射变换器将图像对作为输入，并尝试预测从一个图像到另一个图像的仿射变换参数。该部分网络模型使用了一种全局网络[139]。它有 4 个下采样块，每个下采样块由残差网络（ResNet）单元组成。

生成器中的非线性变换器 $N_→$ 和 $N_←$：非线性变换器将仿射变换器输出的扭曲目标图像和模板图像作为输入，尝试预测两幅图像之间的非线性形变。该网络的灵感来源于 VoxelMorph-2[52]，它是一种改进的 U-Net 网络，由一个带有 3D 卷积的编码器 - 解码器构成；算法中还使用了渗漏线性整流函数（Leaky ReLU）。与原来的 U-Net 不同，在编码阶段，它使用跨步卷积而不是池化层来将空间维度减少一半。

判别器中的深度鉴定网络 $Z_→$ 和 $Z_←$：判别器将形变之后的目标图像和模板图像作为输入，并尝试区分与"真实"几何变换对齐的图像对和"虚假"几何变换对齐的图像对。利用 patchGAN[140] 对特征进行分类。这种切块级别的判别器结构比整个图像级别的判别器具有更少的优化参数，能够提高神经网络优化效率。

空间变换器 S：如图4-2和图4-3所示，使用空间变换器来实现可微操作，这一点受到了 Jaderberg 等[51]的启发。空间变换器 S 使用预测的形变来扭曲目标图像。该模块由两部分组成：采样网格生成器和可微图像采样器。通过空间变换，由图像相似性定义的损失函数可以反向传播到仿射变换器和非线性变换器。

4.3.5 损失函数

采用一种半监督学习策略[133]来训练设计的 SymReg-GAN 网络模型，在训练过程中，有标签图像对和无标签图像对都参与到神经网络的训练过程中。对于所有图像对，训练生成器 G 时的损失函数由配准损失函数 L_{dis}、表征形变场局部平滑度的损失函数 L_{smt} 和对抗性损失函数 L_{adv}^{G} 来构成。对于有标签图像对，定义有监督的损失函数 L_{spv}，利用 ground-truth 作为该损失函数监督学习的目标训练过程。

对抗损失函数：应用对抗损失函数来监督双向空间映射 $M = \{M_{\rightarrow}, M_{\leftarrow}\}$ 问题。对于网络结构中生成器 $G = \{G_{\rightarrow}, G_{\leftarrow}\}$ 和判别器 $D = \{D_{\rightarrow}, D_{\leftarrow}\}$，对抗损失函数表述为：

$$L_{GAN}(G, D, I, J, I^*, J^*, M^*) = \mathbb{E}_{I^*,J^*,M^*}\left[\log D(I^*, J^*, M^*)\right]$$
$$+ \mathbb{E}_{I,J}\left[\log(1 - D(I, J, G(I, J)))\right], \tag{4-1}$$

其中，$\{I^*, J^*\}$ 为原图像 $\{I, J\}$ 经过已知的形变场 $M^* = \{M_{\rightarrow}^*, M_{\leftarrow}^*\}$ 形变后的图像。$G(I, J) = \{G_{\rightarrow}(I, J), G_{\leftarrow}(I, J)\}$ 表示生成器预测的形变场，也就是 $\hat{M} = \{\hat{M}_{\rightarrow}, \hat{M}_{\leftarrow}\}$。

监督损失函数：在图像配准过程中，通过计算真实标签形变和预测出的形变的指定位置像素位移差的平方和来优化监督损失函数，损失函数公式如下所示：

$$L_{spv} = \|M_{\rightarrow}^* - \hat{M}_{\rightarrow}\|_2^2 + \|M_{\leftarrow}^* - \hat{M}_{\leftarrow}\|_2^2. \tag{4-2}$$

配准损失函数：配准损失函数会惩罚图像对中经过形变场变换的图像（即生成器的输出）与图像对中另一幅图像之间的不相似性，并平衡最终输出的变换和形变场的局部平滑。公式定义为：

$$L_{dis} = \rho\,(\,I - J''\,) + \rho\,(\,I'' - J\,),\qquad(4\text{-}3)$$

其中，I'' 和 J'' 分别表示来自 I 和 J 的模态转化和形变之后图像，ρ 是用于处理异常值的鲁棒性惩罚函数（在实验中使用广义 Charbonnier 惩罚函数[141]）。

形变平滑项是为了约束预测出的形变场的平滑程度。公式如下所示：

$$L_{smt} = \|\,\nabla^2 \hat{M}_{\rightarrow}\,\|_2^2 + \|\,\nabla^2 \hat{M}_{\leftarrow}\,\|_2^2,\qquad(4\text{-}4)$$

其中，∇^2 表示在图像的每个像素或者体素上单独运算的拉普拉斯算子。$\nabla^2 \hat{M}_{\rightarrow}$ 为形变场的二阶导数，该损失函数用来保证形变场的平滑。

对称损失函数：对称损失函数激励预测出形变具有反向一致性，即由从一个图像到另一个图像的变换和从另一个图像到该图像的变换组成的循环，应使图像恢复为原图像（类似于 CycleGAN[121]）（图 4-1），公式定义为：

$$L_{sym} = \|\,I - \hat{M}_{\leftarrow}(H_{\leftarrow}(\hat{M}_{\rightarrow}(H_{\rightarrow}(I))))\,\|_2^2 + \|\,J - \hat{M}_{\rightarrow}(H_{\rightarrow}(\hat{M}_{\leftarrow}(H_{\leftarrow}(J))))\,\|_2^2,\qquad(4\text{-}5)$$

其中，$\hat{M}(\,\cdot\,)$ 表示通过使用空间变换器 S 将输入的图像通过形变 $\hat{M}$ 而产生的新图像。

同时我们也注意到，在最近的基于深度学习的图像配准工作中，有人还提出了其他一些损失来保证双向变换是对称的。有的方法通过逆一致正则化直接惩罚双向变换之间的差异[142]，或强制双向变换的组合等于一个确定的映射操作[109]。

总损失函数：公式如下所示。

$$L\,(\,G,\ D\,) = L_{GAN}\,(\,G, D, I, J, I^*, J^*, M^*\,) + \lambda_{spv}\,L_{spv}\,(\,G, I^*, J^*, M^*\,) + \lambda_{dis}\,L_{dis}\,(\,G, I, J, I^*, J^*\,)$$
$$+ \lambda_{smt}\,L_{smt}\,(\,G, I, J, I^*, J^*\,) + \lambda_{sym}\,L_{sym}\,(\,G, I, J, I^*, J^*\,),\qquad(4\text{-}6)$$

其中 λ_{spv}、λ_{dis}、λ_{smt} 和 λ_{sym} 是针对所有不同损失函数的相对重要性进行调整的参数。然后，将 SymReg-GAN 优化过程表示为：

$$\min_{G}\ \max_{D}\ L\,(G, D)\,.\qquad(4\text{-}7)$$

更新生成器 G 目标函数：生成器 G 输入一对图像 I 和 J，并输出双向变换

的预测形变场 $\hat{M}_\rightarrow$ 和 $\hat{M}_\leftarrow$。为了能够更好地"欺骗"判别器，这些预测出的形变应该尽可能接近真实形变。SymReg-GAN 利用半监督策略使用有标签图像和无标签图像进行训练神经网络，优化不同的损失函数，详细过程如图 4-4 所示。使用有标签图像对更新生成器的目标函数为：

$$L_G^S = L_{adv}^G \left(G, I^*, J^* \right) + \lambda_{spv} L_{spv} \left(G, I^*, J^*, M^* \right) + \lambda_{dis} L_{dis} \left(G, I^*, J^* \right)$$
$$+ \lambda_{smt} L_{smt} \left(G, I^*, J^* \right) + \lambda_{sym} L_{sym} \left(G, I^*, J^* \right), \tag{4-8}$$

使用无标签图像对更新生成器的目标函数为：

$$L_G^u = L_{adv}^G \left(G, I, J \right) + \lambda_{dis} L_{dis} \left(G, I, J \right) + \lambda_{smt} L_{smt} \left(G, I, J \right) + \lambda_{sym} L_{sym} \left(G, I, J \right), \tag{4-9}$$

其中：

$$L_{adv}^G \left(G, I^*, J^* \right) = -log \, D \left(I^*, J^*, G \left(I^*, J^* \right) \right), \tag{4-10}$$

公式 $L_{adv}^G \left(G, I, J \right)$ 与上面的公式定义类似。他们共同组成对抗损失函数来更新生成器 G。

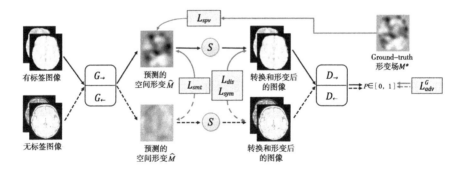

图 4-4 SymReg-GAN 的损失函数策略示意图

SymReg-GAN 中的半监督策略使用 2 个配准损失函数 L_{dis} 和 L_{smt}，加上来自判别器的对称损失函数 L_{sym} 和对抗损失函数 L_{adv}^G 来更新生成器。监督损失函数 L_{spv} 也适用于有标签图像，但不适用于无标签图像。

更新判别器 D 目标函数：判别器 D 用作二分类，以区分"假"（即生成的变换）与"真"（即相应的真实变换）。用来更新判别器 D 的对抗损失可以表示为：

$$L_{adv}^D = -log \, D \left(I^*, J^*, M^* \right) - log \left(1 - D \left(I, J, G \left(I, J \right) \right) \right). \tag{4-11}$$

4.4　实验与分析

实验在 6 个公共数据集和 1 个课题组收集的数据集上进行，包含多模态和单模态图像配准数据，并通过与一系列先进的图像配准方法进行比较，验证了所提出的 SymReg-GAN 优异的性能。对于多模态图像配准，生成器由模态变换器、仿射变换器和非线性变换器组成。对于单模态图像配准，只需去掉模态变换器，输入图像直接作为仿射变换器的输入。

4.4.1　实验环境配置

本章中 SymReg-GAN 的实验环境和 3.4.1 中 S-Net 的实验环境相类似，区别如下：

- ·CUDA 版本：10.0
- ·代码语言及框架：Python（Anaconda）+ PyTorch

在本章的实验中，模型同时使用了 4 块 NVIDIA Tesla V100 加速卡进行训练，在训练的过程中使用 Adam 优化策略，初始化的学习率为 2×10^{-4}。

4.4.2　对比方法

为了展示 SymReg-GAN 的几个特有的优势，包括半监督策略、对抗性训练和对称配准，设计构建了 SymReg-GAN 的 3 个变体：SymReg-U、SymReg-L 和 Reg-GAN。SymReg-U 去掉判别器，通过去掉公式（4-2）中的监督损失函数 L_{spv} 和最小化剩余的损失函数［包括公式（4-3）中的 L_{dis}、公式（4-4）中的 L_{smt} 和公式（4-5）中的 L_{sym}］来训练生成器。SymReg-U 的训练过程仅利用无标签图像对，以无监督的方式进行迭代训练。SymReg-L 过滤掉 L_{dis} 损失函数，保留 L_{spv} 损失函数、L_{smt} 损失函数和 L_{sym} 损失函数。SymReg-L 的训练过程仅使用有标签图像对，以有监督方式运行。Reg-GAN 是通过忽略 SymReg-GAN 的对称性损失而形成的 GAN 网络模型，因此可以独立学习双向变换。

将 SymReg-GAN 与各种最先进的算法进行了比较，包括对称归一化工具 SyN[95] 和 Tanner GAN[120] 用于多模态图像配准，D. Demons[40]，MRF-LP[140]，

DL[52]和 multiscale-GAN[119]等算法用于单模态图像配准。其中,DL 算法是一种基于无监督深度学习的图像配准技术,multiscale-GAN 是一种基于 GAN 的图像配准方法,Tanner-GAN 利用对抗训练将图像从一种模态转换为另一种模态。然而,在 GAN 中不涉及配准形变预测过程,使用传统的配准技术实现单模态图像配准。所有其他技术都不涉及算法学习过程。对于 SyN,分别选择互信息和互相关作为多模态图像配准和单模态图像配准的图像相似度度量。

4.4.3 实验数据集及预处理

验证数据包括 BraTS 2018 数据集、ALBERTs 数据集和课题组收集的 CT-MRI 数据集,以及来自 Continuous Registration Challenge(CRC)挑战赛的单模态 LPBA40、IBSR18、CUMC12 和 MGH10 数据集。

4.4.3.1 多模态图像数据集

BraTS 2018 数据集用于多模态脑肿瘤分割挑战,具有 351 组脑图像。这些图像是从常规临床 3T mpMRI 设备扫描中获得的,采集设备来自多个机构,具有不同的成像体积。预先将图像进行对齐,严格地重新采样到 $1m \times 1m \times 1m$ 体素分辨率,图像尺寸大小为 240pixel × 240pixel × 155pixel。在实验中仅使用 T1-T2 图像对来进行试验。

ALBERTs 数据集用于计算分析大脑发育情况,包括共计 20 个足月出生和早产儿大脑的 T1 和 T2 加权 MRI 大脑扫描图像。这些 MRI 图像使用 3.0 Tesla Philips Achieve 扫描仪获取,体素分辨率为 $0.8m \times 0.8m \times 0.8m$,图像尺寸大小为 135pixel × 189pixel × 155pixel。ALBERTs 数据集的每个 T1-T2 图像对都有 50 个解剖区域的像素级分割标注。

自有的 CT-MRI 数据集包含 197 对 CT 和 T1 MRI 脑部扫描图像,分别使用 Philips Brilliance 大口径 CT 扫描仪和 GE Discovery™ MR750w 3.0T 扫描仪从 197 名健康志愿者获得。每对 CT-MRI 扫描均来自同一患者,并在同一天获得。CT 扫描的分辨率为 $0.625m \times 0.625m \times 3m$,图像大小为 512pixel × 512pixel × 68pixel;MRI 扫描的分辨率为 $0.469m \times 0.469m \times 3m$,图像大小为 512pixel × 512pixel × 56pixel。使用 FMRIB 软件库(FSL)[143]的线性图像配准工具(FLIRE)[144]将收集到的图像对进行预对齐。

4.4.3.2　单模态图像

LPBA40、IBSR18、CUMC12 和 MGH10 数据集分别由 40 名、18 名、12 名和 10 名受试者的 T1 加权 MRI 脑图像组成。它们的图像大小分别为 124pixel × 256pixel × 256pixel、128pixel × 256pixel × 256pixel、256pixel × 256pixel × 124pixel 和 218pixel × 182pixel × 182pixel，分辨率分别为1.5m × 0.86m × 0.86m、1.5m × 0.94m × 0.94m、0.86m × 0.86m × 1.5m 和 1m × 1m × 1m。这 4 个数据集都包含脑白质（WM）、脑灰质（GM）和脑脊液（CSF）的人工像素级分割标注结果。

4.4.3.3　图像预处理

如上所述，不同数据集的采集细节不同，为了便于训练、测试和实验比较，实验中将所有扫描重新采样到 256pixel × 256pixel × 256pixel 空间大小，每个维度的分辨率为 1mm。除了自有的数据集中的图像，还采用 FreeSurfer[145] 算法对每个个体的大脑颅骨进行剥离。

4.4.3.4　选择图像对和测量配准时的误差

对于 ALBERTs、LPBA40、IBSR18、CUMC12 和 MGH10 这 5 个数据集，人工分割是可用的，因此可以将一个目标个体的图像配准到同一个或者不同目标对象的另一个图像空间上，然后通过计算基于分割区域重叠的 DSC 来评价配准性能。然而，BraTS 2018 和自有的 CT-MRI 数据集不同，因为它们没有人工分割标注。对于这些数据集，只能使用来自同一目标个体的成对图像，因为我们可以轻松地对每一个 CT-MRI 图像进行预对齐（如使用刚性运动变换过程），然后通过计算人工形变和预测的形变之间的平均绝对误差（Mean Absolute Error，MAE）来评价配准的性能。

4.4.4　实施细节

4.4.4.1　预训练

本算法以监督的方式独立训练 SymReg-GAN 中的所有可训练模块，然后，预训练模块被视为 SymReg-GAN 或其变体的后续训练过程的初始化。

为了对模态变换器进行预训练，从 BraTS 2018 数据集中选择了 151 对 T1-T2 MRI 图像，并从自有的数据集中选择了 97 对 CT-MRI 图像，然后通过在预测图像和模板图像之间反向传播误差来训练相关网络。

为了预训练生成器中的仿射变换器、非线性变换器和判别器中的深度鉴定网络，实验中合成了一系列几何变换，并将它们应用于 T1-T2 图像对和 CT-MRI 图像对。仿射变换是通过随机选择旋转角度 $\left[-\frac{1}{3}\pi, \frac{1}{3}\pi\right]$、平移 [-8, 8] pixel（适用于所有维度）、缩放比例 [0.6, 1.3] 和剪切范围 [-1.5, 1.5]（适用于所有维度）等操作来合成的。非线性形变是通过 FFD-B-Spline[79] 模型形成的，特别是通过创建一个距离为 50pixel 的网格控制点，并在 [-10, 10] pixel 范围内随机移动这些点。然后通过插值控制点的位移值，得到密集的形变场。

为了预训练仿射变换器，实验中为每个图像对生成人工仿射变换形变场。预训练是通过反向传播变换后的图像和模板图像之间的差异性损失，以及 ground-truth 形变场值和预测出的形变场值之间的误差来进行的。这一过程是针对从 T1 到 T2、T2 到 T1、CT 到 MRI，以及 MRI 到 CT 的转换独立进行的。

对于非线性变换器，通过对每个图像对生成人工非线性变换形变场，并且以类似于仿射变换器的训练方式进行模型预训练。

对于判别器中的深度鉴定网络，通过结合仿射变换和非线性变换为每个图像对创建人工变换形变场进行模型预训练。

4.4.4.2 训练和测试

对每个数据集进行实验，不同的基于深度学习的技术根据其需求进行训练，并且使用不同的训练集，所有训练都在相同的测试集上运行。将用于训练和测试的数据集分为 3 部分：已知 ground-truth 变换的有标签训练集、未知 ground-truth 变换的无标签训练集和测试集。有监督的 SymReg-L 仅使用有标签训练集进行训练。SymReg-U、DL 和 multiscale-GAN 在内的无监督算法使用有标签训练集和无标签训练集进行训练。然而，这些技术通过忽略相应的 ground-truth 变换来使用有标签训练集。半监督算法 Reg-GAN 和 SymReg-GAN 使用有标签和无标签训练数据进行训练，并利用有标签训练集的 ground-truth 变换来参与网络模型的训练。Tanner-GAN 需要对模态变换器进行训练，因此需要利用有标签和无标签训练集中的所有预对齐图像对来进行模型的训练。

实验中选择了 702 个人工形变，这些变换是由仿射形变和非线性形变组合而成的，然后将它们应用于每个图像。实验中使用了基本的图像和通过合成变换之后的图像来共同参与模型的优化运算。

BraTS 2018 数据集：从该数据集中随机选择 151 对 T1-T2 图像用于预训练模型，并随机选择 150 对作为训练集来训练模型。剩下的 50 对组成测试集来验证算法的性能。实验通过从训练集中选择不同数量的图像对作为有标签训练集，并将剩余的图像作为无标签训练集来进行模型的迭代优化。

ALBERTs 数据集：基于该数据集进行图像间的多模态图像配准算法训练。具体地说，使用所有 380 个 T1-T2 图像对，对于每个图像对，T1 图像来自一个目标对象，而 T2 图像来自另一个目标对象。从这 380 对图像中随机选择一组 100 对图像作为有标签数据，其余的作为无标签数据。对于这些图像对，运行 SyN 并将结果转换作为计算监督损失的 ground-truth 形变场。然后，随机选择另一组 100 个图像对（不同于有标签图像对），并将它们视为无标签训练集。所有剩余的受试者图像对被视为测试集。

自有的 CT-MRI 数据集：从数据集中选择了 97 对 CT-MRI 图像用于预训练模型，并使用剩下的 100 个图像对进行多模态图像配准算法的训练。从中随机选择 40 个图像对作为有标签数据。然后，随机选择另一组 40 个图像对，并将其作为无标签训练集。所有剩余的 20 个图像对作为测试集。

LPBA40、IBSR18、CUMC12 和 MGH10 数据集：使用来自不同受试者的所有 6320 对图像来执行单模态图像配准算法的训练验证。随机选择一组 1000 对图像作为有标签数据。对于这些图像对运行 SyN，并将得到的形变场作为计算监督损失函数的 ground-truth 值。然后，随机选择另一组 1000 对图像作为无标签训练集。所有剩余的图像对为测试集。

4.4.5　结果分析

4.4.5.1　多模态图像配准结果

对提出的 SymReg-GAN 在 BraTS 2018 数据集、ALBERTs 数据集和自有的 CT-MRI 数据集上验证了其有效性。

BraTS 2018 数据集：为了验证半监督策略对算法提升的帮助，通过使用图 4-5 中不同数量的有标签 / 无标签图像对进行训练，SymReg-GAN 的性能变化如图所示。具体而言，首先，仅使用有标签图像对训练 SymReg-GAN。如图4-5A 所示，当有标签图像对的数量增加时，SymReg-GAN 算法性能得到了改善；然而，当数量超过 80 时，性能改善并不明显。其次，将这 80 对作为

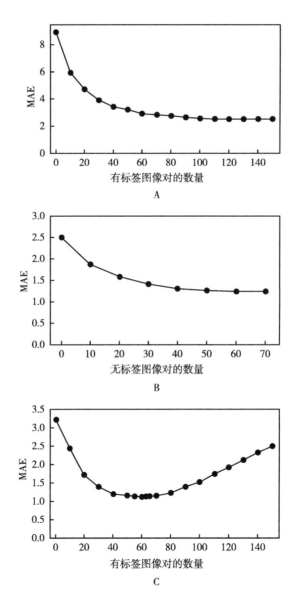

图 4-5　改变有标签图像对和无标签图像对的数量时
SymReg-GAN 的 MAE 值的变化

有标签图像处理，将剩下的 70 对图像作为无标签图像进行处理。在使用这 80
个有标签图像对训练 SymReg-GAN 之后，使用无标签图像对再次训练该模型。
从图 4-5B 中可以看出，当无标签对的数量增加时，SymReg-GAN 的性能进一

步提高，这表明无标签图像对对算法的提升也是有帮助的。在无标签图像 70
对处，误差最小为 1.23。最后，使用总共 150 个图像对训练 SymReg-GAN，但
将其中的一部分数据视为有标签，将剩余的视为无标签。从图 4-5C 可以看出，
当有标签图像对的数量增加时，配准误差先减小后增大。此外，当有标签图像
对数为 61 时，误差达到最小值 1.12。这意味着有标签图像对和无标签图像对
的更好组合可以产生更好的配准精度。

在图 4-6 中提供了 SyN、Tanner-GAN、SymReg-L、SymReg-U、Reg-GAN
和 SymReg-GAN 之间的性能统计比较。它们包括使用 BraTS 2018 数据集的测
试集图像生成的 MAE 值条形图。从结果来看，首先，SymReg-GAN 和 Reg-
GAN 都比 SymReg-U 和 SymReg-L 好，并且大多数情况下在统计学上是差异
显著的，这表明 GAN 解决形变的模型算法优于一般的深度学习技术。其次，
SymReg-GAN 的性能优于 Tanner-GAN，当在测试图像中添加高斯白噪声时，
其结果在统计学上是差异显著的。请注意，Tanner-GAN 仅利用 GAN 网络结构
转化图像模态，而不用于预测图像变换过程。最后，SymReg-GAN 的效果优于
SyN，但其结果在统计学上差异并不显著。

图 4-7 展示了 BraTS 2018 数据集中的一对 T1-T2 图像的配准结果。第
3 行的第 1 个图像和第 1 行的第 2 个图像分别是预先对齐的 T1 和 T2 MRI
图像。第 1 行的第 1 个图像是通过使用人工几何形变变换 T1 图像而创建的
图像，第 5 行的第 1 个图像是 T1 图像的大脑遮罩（mask）。对于 1~2 行中
的左图像，从左到右和从上到下：分别由 SyN、Tanner-GAN、SymReg-U、
SymReg-L、Reg-GAN 和 SymReg-GAN 将变换后的 T1 图像变换为 T2 图像。
左侧 3~4 行图像分别为 ground-truth 形变场和相应算法预测出的形变场，
并带有 MAE 值。5~6 行的图像分别是 ground-truth 形变场值和相对应算法
生成的形变场的雅可比行列式。通过预测出的形变场和它们相对应的雅可
比行列式，也可以从形变网格中直观地发现算法结果之间的差异。通过比较
可以发现，SymReg-GAN 表现最好，得益于其无监督策略、对称约束和基于
GAN 的训练策略。

ALBERTs 数据集： 计算了所有 50 个大脑解剖区域的 DSC 值。图 4-8 显
示了随机选择的 16 个区域的结果。从中可以发现，首先，几乎在所有解剖结
构中，SymReg-GAN 都优于 SymReg-L 和 SymReg-U。这得益于 SymReg-GAN

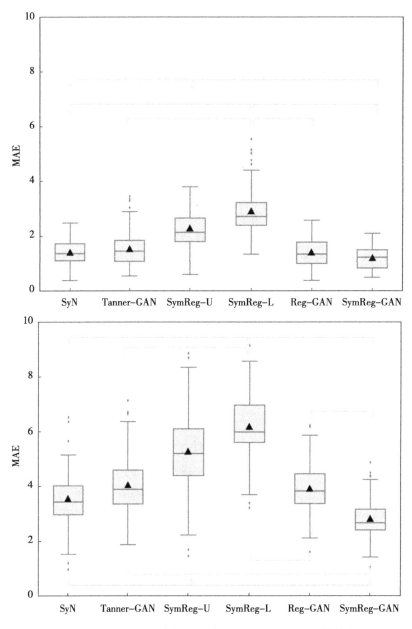

图 4-6 BARTS 2018 数据集图像上产生的 MAE 结果的箱线图

无（上）和有（下）高斯白噪声的 SyN、Tanner-GAN、SymReg-U、SymReg-L、Reg-GAN 和 SymReg-GAN 的结果对比。

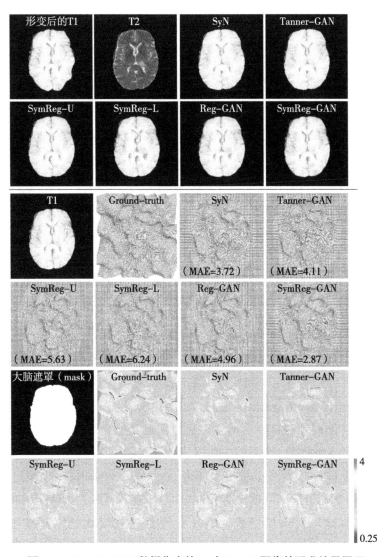

图 4-7 BraTS 2018 数据集中的一对 T1-T2 图像的配准结果展示

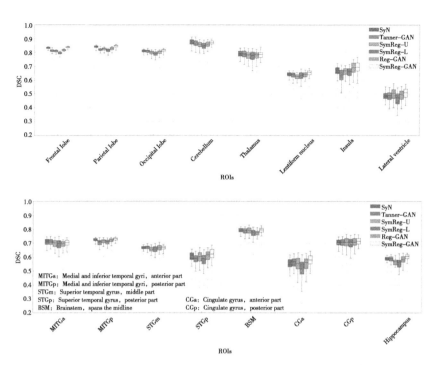

图 4-8　ALBERTs 数据集中 16 个解剖结构的 DSC 系数箱线图

包括 SyN、Tanner-GAN、SymReg-U、SymReg-L、Reg-GAN 和 SymReg-GAN 等 6 种多模态图像配准技术。

的半监督策略，该策略允许利用有标签和无标签数据，以及对抗性训练。其次，与 SyN 相比，SymReg-GAN 对 12 个 ROI（如小脑、豆状核）的结果相当，对 29 个 ROI（如额叶和枕叶）的结果更好，对其他 9 个 ROI（如丘脑和颞中下回后部）的结果更差。SymReg-GAN 相对于 SyN 的优越性能表明，在训练过程中加入无标签数据可以提高配准精度。最后，SymReg-GAN 比 Tanner-GAN（除了内侧和下颞回、前部）和 Reg-GAN 表现更好，这可能意味着对称配准能够更好地匹配大脑图像。SyN 在许多相关领域的广泛使用，以及实验中在大多数情况下比 Tanner-GAN 和 Reg-GAN 更好的性能也表明了这一点。

自有的 CT-MRI 数据集：通过将原始 MRI 图像经过人工形变的 MRI 图像配准到相应的 CT 图像，或将原始 CT 图像经过人工形变后配准到相应的 MRI 图像来执行 CT-MRI 的配准。通过使用经过预测形变后的像素位置与经过 ground-truth 值形变后的像素位置来计算 MAE 值。SyN、Tanner-GAN、SymReg-U、SymReg-L、Reg-GAN 和 SymReg-GAN 在所有测试图像上 MAE 的平均 / 标准差分别为 8.3/2.8、9.7/2.4、12.7/4.6、14.5/5.8、8.0/2.6 和 4.5/1.4。SymReg-GAN 在统计学上显著优于所有其他技术。请注意，CT-MRI 配准比 T1-T2 配准更具挑战性，因为它们在信号特征和空间强度分布上存在更本质的差异。SymReg-GAN 优于 SyN 和 Tanner-GAN，这个也可以从图 4-9 原始 MRI 图像和相应变换 MRI 图像之间 3 个方向切片图的差异图中看出。

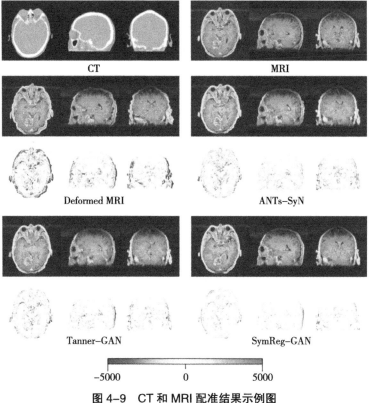

图 4-9　CT 和 MRI 配准结果示例图

三平面视图从左到右分别为水平位、矢状位和冠状位。第一行为预对齐的 CT 和 MRI 样本，第二行和第四行分别为通过人工形变使原始 MRI 变形获得的形变后的 MRI，以及通过 SyN、Tanner-GAN 和 SymReg-GAN 算法获得的结果。算法将形变后的 MRI 图像配准到 CT 图像，实现多模态图像配准。图中显示了相应变换后的 MRI 图像，以及变换后图像与原始 MRI 图像之间差异图。

人工形变 MRI 图像是通过人工形变对原始 MRI 图像进行变换。人工形变后的 MRI 图像与原始 CT 图像进行配准，获得形变后的 MRI 图像配准结果应与原始 MRI 图像的差异尽可能小。可以看出，SymReg-GAN 产生的总体差异最小。

4.4.5.2　单模态图像配准结果

对于来自 LPBA40、IBSR18、CUMC12 和 MGH10 数据集的图像，通过各种单模态图像配准技术（包括 SyN、D. Demons、MRF-LP、DL、multiscale-GAN、SymReg-U、SymReg-L、Reg-GAN 和 SymReg-GAN）定量比较了脑白质（WM）、脑灰质（GM）和脑脊液（CSF）的 DSC 值，如表 4-1 所示。与其他实验一样，实验结果可以看到半监督学习策略、配准中的对称性约束和对抗性训练都有助于 SymReg-GAN 提高单模态图像配准的性能。

表 4-1　各种单模态图像配准技术得到的脑白质（WM）、脑灰质（GM）和
脑脊液（CSF）的 DSC 系数的平均值（标准差）　　　　（%）

	SyN	D. Demons	MRF-LP	DL	multiscale-GAN	SymReg-U	SymReg-L	Reg-GAN	SymReg-GAN
WM	78.6 (1.7)	77.4 (2.2)	77.6 (1.8)	77.3 (2.1)	78 (1.9)	77.9 (1.8)	77.1 (2.2)	78.1 (2.3)	79.2 (1.4)
GM	74.3 (1.9)	73.1 (2.5)	72.7 (2.0)	73.4 (2.3)	73.9 (2.3)	73.2 (2.5)	72.8 (2.4)	74.8 (2.1)	75.5 (1.7)
CSF	58.7 (2.1)	56.4 (1.9)	55.8 (2.3)	56.1 (2.6)	57.4 (2.8)	56.8 (2.4)	55.4 (3.1)	56.2 (2.8)	59.6 (1.9)

图 4-10 定性地显示了 SyN、SymReg-U、SymReg-L、Reg-GAN 和 SymReg-GAN 对 T1 示意图像的配准结果。从 3 个方向切片图的差异图可以看出，SymReg-GAN 在形变后的目标图像和模板图像之间产生的差异较小。对于每种被测试技术都显示了通过使用预测出的形变对目标图像进行形变获得的结果图像，以及形变图像与模板图像之间的差异图。

对于这组示例的单模态图像对，SyN、SymReg-U、SymReg-L、Reg-GAN 和 SymReg-GAN 配准算法在 WM/GM/CSF 上对应的 DSC 值分别为 76.3/71.8/54.4、75.2/69.8/52.7、74.5/67.7/52.5、76.7/72.2/54.6 和 77.5/73.6/56.8，这也表明 SymReg-GAN 具有更高的准确性。

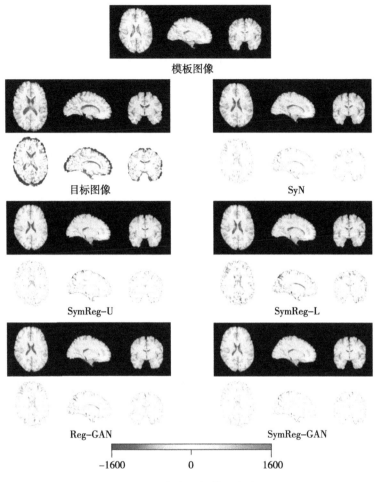

模板图像

目标图像　　　　　　　　　　　　　　SyN

SymReg–U　　　　　　　　　　　　　SymReg–L

Reg–GAN　　　　　　　　　　　　　SymReg–GAN

−1600　　　　0　　　　1600

图 4–10　3 个方向切片图和差异图

从左到右：水平位、矢状位和冠状位。展示了通过 SyN、SymReg–U、SymReg–L、Reg–GAN 和 SymReg–GAN 算法对示例的目标 T1 图像和模板 T1 图像的图像配准结果。

4.4.5.3　程序运行速度分析

实验过程中分别对图像模态变换器、仿射变换器和非线性变换器进行了 100 个 Epoch、20 个 Epoch 和 10 个 Epoch 的预训练。通过实验发现，T1–T2 图像对的预训练时间分别为 32h、104h 和 231h，CT–MRI 图像对的预训练时间分别为 21h、68h 和 152h。

对 BraTS 2018 数据集、ALBERTs 数据集、自有的 CT–MRI 数据集和单模态图像数据集进行了 50 个 Epoch 的 SymReg–GAN 训练，发现其在 GPU 上的消耗时间分别为 31h、46h、17h 和 151h。相比之下，单模态图像数据集在 GPU 上进行 DL 网络训练 50 个 Epochs 大约需要 100h。

与传统配准工具相比，SymReg–GAN 经过训练后可以显著减少配准的时间成本。在所有的多模态图像对上运行了 SyN、Tanner–GAN 和 SymReg–GAN，在所有单模态图像对上运行了 SyN、SymReg–GAN、D. Demons、MRF–LP、DL 和 multiscale–GAN，在同一台具有 8GB 内存的 Intel Core i7–10710U CPU 的机器上运行。如表 4–2 中所示，SymReg–GAN、Tanner–GAN 和 SyN 通常花费约 1.5min、45min 和近 1h 进行多模态图像配准，并且 SymReg–GAN 分别比 Tanner–GAN 和 SyN 快 28 倍和 35 倍；对于单模态图像配准，SymReg–GAN 比 SyN 快 36 倍，比 D. Demons 快 6 倍以上，比 MRF–LP 快近 11 倍。SymReg–GAN 由于其更复杂的深度学习结构而比 DL 和 multiscale–GAN 运行速度慢。在表 4–2 中列出了 SymReg–GAN、DL 和 multiscale–GAN 在 GPU 上的运行时间，SyN、Tanner–GAN、D. Demons 和 MRF–LP 公开的代码在 GPU 上无法运行，所以没有它们的 GPU 运行时间对比结果。在 GPU 上，SymReg–GAN 的运算速度比 DL 和 multiscale–GAN 的慢，因为 SymReg–GAN 网络结构更为复杂。

表 4–2 在单模态和多模态图像上，算法 SyN、Tanner–GAN、SymReg–GAN、D. Demons、MRF–LP、DL 和 multiscale–GAN 用于配准一对图像的平均运行时间 （s）

多模态图像	SyN	Tanner–GAN	SymReg–GAN	Translator	Affine	Nonlinear
CPU	3416	2733	97*	30	17	42
GPU	—	—	1.18	0.48	0.20	0.29
单模态图像	SyN	D. Demons	SymReg–GAN	MRF–LP	DL	multiscale–GAN
CPU	2675	467	73	794	49	62
GPU	—	—	0.71	—	0.44	0.59

* SymReg–GAN 用于多模态图像配准的主要运行时间由模态变换器、仿射变换器和非线性变换器等消耗组成

4.5　本章小结

本章描述了一种基于深度学习算法的 SymReg-GAN，它开创了多模态和单模态图像配准的新方法。它通过 GAN 网络的方式，以生成器用来预测图像之间几何变换，以判别器用来区分预测的形变场与真实的形变场之间的差异，通过对抗博弈完成神经网络的训练过程。此外，在基于 GAN 的图像配准中引入了对称性，这是通过预测不连续的几何变换来实现的。最后，利用半监督策略，有标签数据（已知形变场）和无标签数据（没有已知形变场）都能得到充分利用。

SymReg-GAN 在多模态和单模态图像配准中具有的三个独特的优势，改进和解决了传统配准技术的三个局限性，包括大多数非学习技术对迭代优化的要求、大多数基于学习的方法对数据标注的高人力成本，以及复杂的模态间转换的困难。

SymReg-GAN 在多模态和单模态图像配准中运行速度快，结果准确，得到了实验结果的验证。然而，SymReg-GAN 有几个局限性，这也是未来研究的重点。首先，空间变换的预测在很大程度上取决于目标图像和模板图像之间的相似度度量的选择，即使是在每个体素的差异为零的理想情况下，也不一定意味着预测出的形变是最好的。其次，即使实施了对称性的形变，通过模态转换，空间转换也可能有潜在的歧义。因此，模态转换的错误也可能是循环一致的。再其次，模态转换和形变器连接在一起，并以对抗性的方式在一起训练，在此过程中不涉及对每个模块的特殊要求，例如转化后的图像是"真"还是"假"，在网络训练的过程中的状态是不可知的，容易导致网络训练状态的不稳定。最后，由于该算法运行需要的计算机算力比较大，会消耗大量的计算资源，在工程应用中，算法还需要继续优化，降低设备算力需求，降低设备能耗，从而节约设备成本，为绿色、低碳经济发展做贡献。

第 5 章

多模态图像分割与配准对抗学习算法研究

5.1 引言

多光谱成像（Multispectral imaging，MSI）技术使用发光二极管（LED）光源产生不同波长的光照射眼底来获取眼底图像。然而，一组连续拍摄的多光谱图像的拍摄时间点有细微差别，这期间眼球运动导致连续图像之间的错位。多光谱图像序列以视网膜和脉络膜血管图的形式显示重要信息，可帮助眼科医生详细分析这些血管的形态，从而提高对相关疾病诊断的准确率。

在本章中，提出一种新的半监督端到端深度学习网络模型算法，称为分割与配准对抗学习网络（Adversarial Segmentation and Registration Nets，ASRNet），用于通过对抗性学习过程同时预测出眼底血管的分割和多光谱眼底图像的配准。ASRNet 由两个子网络组成：眼底图像血管分割网络模块 S 和预测图像对空间对应关系的配准网络模块 R。基于分割驱动的配准网络，采用了半监督对抗学习策略同时来训练分割网络，在配准不同图像对的同时，将眼底血管分割出来。实验结果表明，所提出的 ASRNet 在 MSI 数据集上执行的分割和配准任务能够达到比较好的精度。

5.2　问题描述

眼科医生利用眼底照片检测某些眼部状况和疾病的进展，如糖尿病视网膜病变（Diabetic Retinopathy，DR）、年龄相关性黄斑变性（Age-related Macular Degeneration，AMD）和青光眼（glaucoma）[146-149]。基于特定波长范围内 LED 照明形成的多光谱成像（MSI）技术通常用于捕获眼底的一系列窄带光谱切片[150-153]。选择合适波长的光，使光能够穿透视网膜和脉络膜，从而生成由不同眼底组织成分反射的光组成的一系列图像，如图 5-1A 所示。然而，眼球运动可能会导致多光谱图像之间的空间错位，因为这些图像是在不同的时间点拍摄的照片[154, 155]。图 5-1B 显示了通过组合 MSI-550 光谱切片和 MSI-660 光谱切片合成的彩色图像，类似于传统眼底照片。这些眼底图像对于各种眼部疾病的诊断是必不可少的。因此，在图像分析过程中，有效地预测并消除 MSI 切片之间的空间错位非常重要。此外，多光谱眼底图像对视网膜和脉络膜血管的清晰显示，可以进一步帮助眼科医生诊断和筛查相关的眼底和血管疾病。

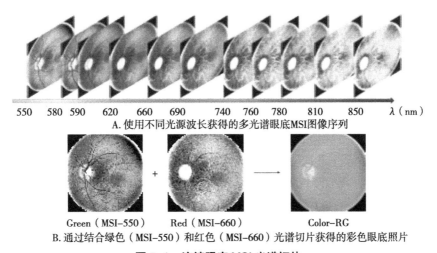

A. 使用不同光源波长获得的多光谱眼底MSI图像序列

B. 通过结合绿色（MSI-550）和红色（MSI-660）光谱切片获得的彩色眼底照片

图 5-1　连续眼底 MSI 光谱切片

　　MSI 图像配准存在两个主要挑战。一是多光谱图像之间的明显强度差异。MSI 技术使用来自 LED 光源的不同单色波长照亮眼底，这会导致相同空间位置的入射光强度和反射率在图像之间有显著差异。如在图 5-1A 中，视网膜血管在较短波长图像中显示得更清楚，而脉络膜结构在较长波长下变得更突出。因此，虽然视网膜血管在整个波长范围内保持可分辨性，但光谱图像在整体外观上存在显著差异。二是由于两个连续图像在采集的时候具有时间差，这足以使眼球运动引起图像间视角的变化。眼球的非刚性旋转不仅会导致全局位移，还会导致图像切片中不同的局部扭曲。因此，在这种情况下，刚性图像配准不适合当前任务需求。

　　为了解决多光谱眼底图像配准的这些挑战，本章提出了一种分割指导配准网络[156]算法模型，类似于 Hu 等[147]讨论的方法。血管分割图提供了有关基础解剖结构的清晰信息，用于指导网络训练。血管和周围组织在图像之间的运动不利于回归神经网络的训练。因此，算法中采用软标签策略[55]，提出了一种基于分割视网膜血管图的弱监督配准网络，用于多光谱图像配准。训练后的模型无需提供分割好的血管就可以直接预测原始多光谱图像之间的空间对应关系。模型结构如图 5-2 所示[156]。

　　然而，高质量的血管标签图很难获得，它需要有专业的医学知识的专家手工逐像素标注，耗费大量的人力和时间成本。视网膜血管图在帮助眼科医生早期诊断糖尿病以及几种慢性心血管、神经血管疾病方面起着至关重要的作用。因此，眼底图像的视网膜血管分割是非常重要的研究方向[157]。基于深度学习的端到端方法[47, 158, 159]通过优化中间特征来实现视网膜血管分割任务。在多光谱眼底成像中，脉络膜结构的逐渐出现以及较长波长下视网膜血管特征的减弱，进一步增加了血管分割的难度。

　　近年来，一些无监督和半监督的方法被用来解决医学影像处理问题中获取 ground-truth 标注难这一问题。这些基于学习的无监督配准算法[52, 107, 160]和无监督分割算法[161, 162]将分类、分割、配准的任务定义为具有可优化参数的函数，然后通过优化预定义的目标函数实现算法学习过程。基于 GAN 的方法使用对抗性学习策略来训练生成器和判别器模块，生成器生成可扩展训练数据集的模拟数据集，判别器判断生成器生成的数据与源数据[163, 164]。域自适应[165]可解决源域和目标域数据分布之间的差异，通常用于解决分类、分割

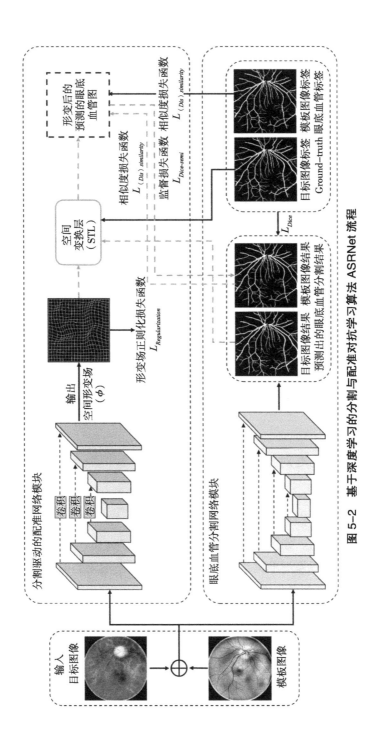

图 5-2 基于深度学习的分割与配准对抗学习算法 ASRNet 流程

任务中与小样本训练数据集，以及与类不平衡相关的问题[166, 167]。

本章中，提出了一个基于半监督的深度学习多光谱眼底图像分析算法。该算法能够同时执行配准和分割双重任务。算法模型由两部分神经网络组成：基于分割网络驱动的多光谱图像配准网络和多光谱眼底图像血管分割网络。具体来说，就是提出了一个解决方案，通过使用对抗性学习策略更好地训练眼底图像血管分割网络和配准网络，由分割网络生成的视网膜血管分割标签图像来驱动配准网络的训练。在分割血管标签图像的基础上，对配准网络进行弱监督训练，得到两幅原始视网膜图像之间的空间形变关系。然后，将空间变换层形变的血管图与分割网络预测的另一个血管图进行比较，生成最终的置信度图。置信度图在分割标签图中提供了可信区域，用于修改分割网络参数。在该方案中，可以使用无标签数据进一步优化训练分割网络和配准网络，从而满足对大规模训练数据的需求。该算法可被应用于多光谱眼底图像的分割和配准。实验结果表明，与对每个任务使用单独算法的模型相比，本章提出的 ASRNet 模型能够同时并显著地提高分割和配准精度。

5.3　多模态图像分割与配准对抗学习算法

5.3.1　分割与配准对抗学习模型结构图

生成对抗网络被提出使用对抗式学习过程来训练生成器模块，在半监督图像分割方面取得了巨大成功[168]。实验还将对抗策略引入多光谱图像分割与配准对抗学习网络。如图 5-2 所示，提出的 ASRNet 由两个子网络模块组成：基于分割驱动的图像配准网络（表示为 R）和多光谱眼底图像血管分割网络（表示为 S）。通过两个步骤实现相互监督过程：一是使用带有手工标签血管图的图像对分割网络进行完全监督训练，并对多光谱图像分割驱动的配准网络进行弱监督训练；二是利用无标签图像用于无监督对抗训练。其中分割网络输出的预测血管图，作为配准网络的弱监督标签，用于训练配准网络；形变后的视网膜血管图也可用于优化分割网络权重。

5.3.2　基于分割驱动的配准网络

近年来的研究中提出了许多基于深度学习的配准算法[50, 52-54]，包括多模态图像配准方法[55, 169]，单模态图像配准算法等。Cao 等[169]使用预先对齐的 CT 和 MRI 图像来训练模态间转化配准网络。Hu 等[55]描述了一种从手工解剖标签中包含的信息推断密集空间对应关系的方法。为了解决多光谱眼底图像之间的强度差异，设计的算法在基于深度学习的配准方法中引入了分割标签。使用回归网络预测空间对应关系，然后通过空间变换层对分割后的标签图进行形变，从而迭代地细化图像配准过程。换句话说，网络模型使用血管图之间的空间变换关系来确定原始眼底图像对之间的对应关系。手工标签的血管标签图以及分割网络预测的血管标签图都可以作为配准网络的训练数据。算法网络结构基于 Fan 等[104]设计的一个用于图像配准的形变场回归网络，网络结构如图 5-3 所示。

基于分割驱动的配准网络包含形变场回归网络、空间变换网络和损失函数。向形变场回归网络输入两幅多光谱眼底图像，输出为图像间的空间对应关系，即形变场。输入的图像有对应的精确的视网膜血管标签。在本章提出的方法中，使用二维高斯滤波器 $\left(G_{(x,y)} = \dfrac{1}{2\pi\sigma^2}\,\mathrm{e}^{-\frac{x^2+y^2}{2\sigma^2}} \right)$ 将二值化的血管标签进行平滑处理，生成软标签，如图 5-4 所示。使用图像软标签可以加快网络收敛速度，并生成平滑的形变场。空间变换网络可以实现图像形变，将图像对应的视网膜血管软标签通过回归模型预测的形变场形变为扭曲后的血管标签，使用目标损失函数计算与原始的模板图像的血管软标签的相似度，通过反向传播自动修改形变场回归网络中的隐藏参数。分割驱动的配准网络模型在训练时需要以视网膜血管标签为依据计算损失函数，而测试时只需要原始图像即可预测出图像间的空间对应关系。

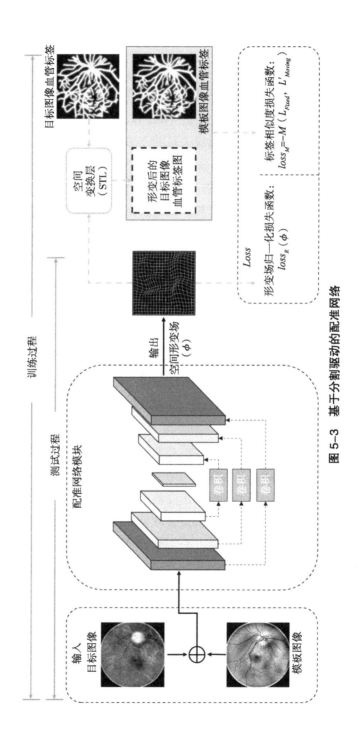

图 5-3 基于分割驱动的配准网络

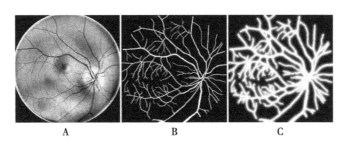

A.多光谱眼底图像 MSI-550　B.多光谱眼底图像对应的视网膜血管标签　C.软标签

图 5-4　视网膜血管标签

　　形变场回归网络遵循原始的 U-Net 模型的编码器 - 解码器结构。编码器包含卷积层和池化层，用于提取图像多尺度特征。解码器包含卷积层和反卷积层，将编码器提取的特征还原为原图像尺寸。编码器中的池化操作将图像特征高度抽象，因此很容易忽略微小的细节特征。U-Net 中使用跳跃连接（Skip Connection，SC）分别在不同尺度连接编码器与解码器，以实现深层特征与浅层特征的融合。然而，在深层特征与浅层特征融合的过程中，卷积操作更倾向于保留浅层的低级特征。本章提出的形变场回归网络在此基础上增加了额外的卷积层来调整来自较低层特征，以增强低级和高级特征的融合，该额外的卷积层称为间隙填充层（gap fill）[104]，如图 5-3 所示的配准网络模块。间隙填充层不会改变特征图的大小，只会调整特征的数量。在每次卷积操作之后都采用批量标准化（Batch Normalization，BN）操作，以使网络更容易收敛。形变场回归网络的输出为 2 个与原始图像相同尺寸（$N \times N$）的矩阵，表示每个像素在横轴和纵轴两个方向的位移量。

5.3.3　多光谱眼底图像血管分割网络

　　全卷积神经网络（FCN）[158] 以及更多改进的方法，如 U-Net[47]、DSResUNet[170] 和深度视网膜图像理解算法（DRIU）[159] 是目前最流行的图像分割模型。为了充分利用眼底图像中的全局信息，选择了分割网络算法中的一个简化的 U-Net 网络[47]。它有效地结合了多光谱眼底图像的高层次和低层次特征，可以用端到端的方式预测出像素级血管分割结果。所提出的神经网络算法可以通过手工标签的血管图以及配准模型生成的可能区域图训练算法模型。

多光谱眼底图像视网膜血管分割网络的结构如图 5-5 所示，为编码器 – 解码器结构。编码器包含 4 次池化操作，旨在高度抽象输入信息。编码器由 4 个 block 组成，每个 block 包含 2 个有效卷积和 1 个 2×2 最大值池化（max pooling）进行降采样，每次降采样后特征图尺寸减为原尺寸的一半，数量变为原本特征图数量的 2 倍。解码器部分也由 4 个 block 组成，每个 block 包含 1 个反卷积进行上采样和 2 个有效卷积，每次上采样后特征图尺寸为原尺寸的2倍，数量变为原本特征图数量的一半。编码器和解码器中的卷积滤波器使用的 3×3 卷积，每次卷积运算前进行扩充（padding）一圈操作对特征图进行填充，ReLU 是每个卷积层之后的激励函数。编码器和解码器中对应尺寸的特征图通过跳跃连接结构相连。最后一个卷积层为 1×1 的卷积，包含 2 个卷积滤波器。

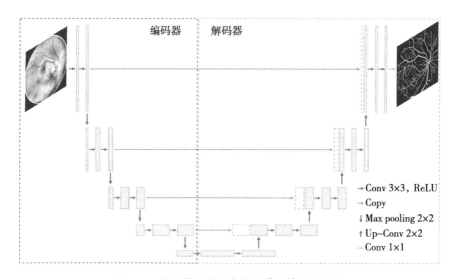

图 5-5　多光谱眼底图像视网膜血管分割网络

5.3.4　损失函数

5.3.4.1　基于分割驱动的配准网络损失函数

形变图像的配准过程是建立了不同图像之间的空间对应关系。通常形变图像配准的目标是优化下面的公式[37]：

$$M(I^F, I^M(\phi)) + R(\phi), \tag{5-1}$$

其中，公式中第一项 M 用来量化模板图像和目标图像之间的对齐程度，I^F 和 I^M 分别是模板图像和目标图像。公式中第二项 R 是固有平滑先验知识对位移 ϕ 施加的正则化约束。

如图 5-3 所示，配准网络结构由回归网络和跟在后面的空间变换网络组成[51]。配准网络具有由多个层组成的编码器 – 解码器结构，包括卷积层、池化层和反卷积层。额外的卷积层放置在编码器和解码器之间的间隙中，以实现低级和高级特征之间的平衡[104]。通过维持合理的内存分配方式，减少了网络中的通道数量，这类似于 Balakrishnan 等[52] 提出的算法。根据可形变图像配准的能量函数可知，网络中的能量函数由两项组成：

$$L_{Total} = L_{(Dis)\,similarity} + L_{Regularization}. \qquad (5-2)$$

相似度损失函数 [（Dis）similarity Loss]：基于分割驱动配准网络的训练目标是预测图像间的空间对应关系，该空间对应关系可以用来扭曲目标图像，使其与模板图像在空间上对齐。换句话说，就是将眼底图像 I 与相应的血管图像 V 对齐，从而使血管图中的差异最小化。特别是为了更有效地利用血管的边缘梯度和背景，算法中使用带有二维高斯滤波器的软标签图像，而不是二进制标签[55]。为了训练分割驱动的多光谱眼底图像配准网络，相似度损失函数可定义为以下公式：

$$L_{(Dis)\,similarity} = \frac{1}{N}\sum_u \|V^M(u+\phi(u)) - V^F(u)\|_2^2, \qquad (5-3)$$

其中，u 代表着在模板图像 V^F 中像素的坐标，N 代表着图像中总共的像素个数。

正则化损失函数（Regularization Loss）：为了确保回归网络预测的空间变换的平滑性，算法中使用了形变场正则化损失函数来训练网络，其损失函数定义如下：

$$L_{Regularization} = \frac{\alpha}{N}\sum_u \|\nabla^2\phi(u)\|_2^2 + \frac{\beta}{N}\sum_u \|\phi(u)\|_2^2, \qquad (5-4)$$

第一项式（∇^2）表示拉普拉斯运算，对获得的空间形变加平滑约束；而第二项用来平衡回归模型的初始值。实验也验证了这两个约束对于形变场的正则化约束是必不可少的，其中 α 和 β 是表征位移正则化参数的权重参数值。在实验中，设置 α =1.5 和 β =0.01。

5.3.4.2 眼底血管图像分割网络损失函数

分割网络可以是任何端到端的卷积神经网络。在本研究中，使用的多光谱眼底图像血管分割网络结构如图 5-5 所示。

广义 Dice 损失函数：在眼底图像的视网膜血管分割任务中，血管标签在整个眼底图像中只占一小部分。为了克服这一点，算法使用了广义 Dice 损失函数[171]来作为分割损失函数，以更加关注到那些难以学习的像素区域。广义 Dice 损失函数公式如下所示：

$$L_{\text{Dice}} = 1 - 2\frac{\sum\limits_{l=1}^{2} w_l \sum\limits_{n} V_{ln} \widehat{V}_{ln}}{\sum\limits_{l=1}^{2} w_l \sum\limits_{n} V_{ln} + \widehat{V}_{ln}}, \tag{5-5}$$

其中，l 是语义类别的数量，在实验中，这些语义类别只有眼底血管区域和背景区域的差别；w_l 提供前景区域和背景区域的平衡权重，设置 $w_l = 1/\left(\sum\limits_{n=1}^{N} V_{ln}\right)^2$；$V_{ln}$ 和 $\widehat{V}_{ln}$ 分别表示分割网络的已知 ground-truth 标签图和预测图。标签的权重参数根据面积大小进行调整，训练过程更加关注难以识别的区域，如血管边缘和较细的血管区域。

对抗损失函数：用于分割的卷积神经网络可以预测多光谱图像中眼底血管的分布位置，配准网络可以预测图像对之间的空间对应关系。因此，通过使用空间变换层扭曲分割标签，可以获得扭曲标签并进一步生成眼底血管可能性区域图。该可能性区域图可作为无标签数据的分割标签，从而使无标签数据参与分割网络的训练。对抗损失函数的形式与广义 Dice 损失函数相同，其公式如下所示：

$$L_{\text{Dice-semi}} = 1 - 2\frac{\sum\limits_{l=1}^{2} w_l \sum\limits_{n} \bar{V}_{ln} \widehat{V}_{ln}}{\sum\limits_{l=1}^{2} w_l \sum\limits_{n} \bar{V}_{ln} + \widehat{V}_{ln}}, \tag{5-6}$$

其中，$\bar{V}_{ln}$ 是由配准网络获得的形变场扭曲的可能性区域图，设置 $w_l = 1/\left(\sum\limits_{n=1}^{N} \bar{V}_{ln}\right)^2$。分割和配准网络的训练都依赖于眼底血管标签，在每次迭代中优化各自的网络中的隐藏层参数。这可能会导致对抗性训练过程中配准错误的累积。为了避免这种情况，使用适当数量的无标签多光谱数据来训练对抗网络。

5.4 实验与分析

5.4.1 实验环境配置

本章 ASRNet 的实验环境和第四章 4.4.1 中 SymReg–GAN 的实验环境一样。在本章的实验中，模型使用了 2 块 NVIDIA Tesla V100 加速卡进行训练。算法在训练过程中采用 Adam 优化策略[172]对提出的对抗性分割和配准网络进行训练。2 个模块（S 和 R）分别在训练数据集上进行预训练，以获得 2 个初始化模型。接下来，在整个训练数据集上对 2 个模型进行联合对抗训练。训练详情如下：①预训练配准网络：训练周期是 10 个 Epochs，学习率为 10^{-4}。②预训练分割网络：训练周期是 30 个 Epochs，学习率为 10^{-3}。③对整个网络进行联合对抗性训练：训练周期是 10 个 Epochs，学习率为 10^{-6}。整个网络的训练耗时约 50h。

5.4.2 实验数据集

本工作中使用的 MSI 数据集是由 28 名志愿者的 56 组图像组成，每组图像由 11 个眼球后极图像组成。MSI 图像是在 RHA™ 设备上采集的，该设备是一种在可见光和近红外波长下进行成像的仪器，以 550nm、580nm、590nm、620nm、660nm、690nm、740nm、760nm、780nm、810nm、850nm 的波长捕获 11 幅图像。图像分辨率为 2048 pixel × 2048 pixel。眼科专家在眼底视网膜血管上做了逐像素手工标记，并且使用 MRIcron 软件在每个图像序列中手动选择 15 个关键点特征[173]，用于评估所提出方法的配准性能。

将包含血管标签的 56 个图像序列分为 4 组，对从 12 名志愿者获得的 24 个序列图像进行训练和验证；对 8 名志愿者的 16 个序列图像进行对抗性训练；对另外 8 名志愿者的 16 个序列图像进行算法评估。在训练和验证阶段，使用 MSI 数据和相应的视网膜血管图优化 ASRNet。在对抗性训练阶段，仅使用 MSI 数据对 ASRNet 进行优化。在测试阶段，不需要手工标签的眼底图像血管图，因为算法在实际分析数据时，不需要任何额外的信息。

5.4.3 定量测量

为了定量评估配准预测精度，利用手工标记点之间的平均绝对误差（MAE）

来测量图像对配准之后的结果[174]。其公式定义如下：

$$MAE\left(P, \hat{P}\right) = \frac{1}{m\left(m-1\right)}\sum_{a=1}^{m}\sum_{b=1}^{m}|P_a, -\hat{P}_{ba}|, (a \neq b), \tag{5-7}$$

其中，m 是一组图中图像的数量；P_{ba} 为手工标记的点；$\hat{P}_{ba}$ 是扭曲后的目标图像中的对应点，$|P_a - \hat{P}_{ba}|$ 表示手工标记点与其对应点之间的绝对误差。

为了定量评价分割的精度，使用视网膜血管标签的 DSC 得分数[175]作为性能指标来衡量分割结果。其定义如下：

$$DSC = \frac{2V \cap \hat{V}}{|V| + |\hat{V}|}, \tag{5-8}$$

其中，V 表示 ground-truth 的眼底血管标签，$\hat{V}$ 表示预测出的眼底血管图像。为了证明提出的方法的优势，在实验中，将算法的结果与经典的配准算法，以及仅使用配准网络 ASRNet-R 或分割网络 ASRNet-S 获得的结果进行比较。

5.4.4　结果分析

实验在课题组收集的多光谱眼底图像数据集上进行。在本章 5.4.2 中对多光谱眼底图像数据集进行了详细描述。在本小节中将所提出的算法分别与先进的配准算法、分割算法进行比较，验证了所提出的 ASRNet 的优越性能。

5.4.4.1　配准网络实验结果

在多光谱眼底图像配准实验中，集合中的所有图像都是成对的，因此每组包含 $11 \times 10 = 110$ 对图像。训练网络后，在测试数据集上进行测试，通过与两种比较流行的配准方法相比来评估所提出方法的准确性：VoxelMorph[108] 及其变体 VoxelMorph（L）（变体具有分割驱动的策略）；分割标签驱动的弱监督学习方法[139]（LDWSL）。

表 5-1 展示了使用配准结果中的手工标记点获得的平均 MAE。通过实验观察到，所有使用血管图进行训练的算法在多光谱图像配准中表现良好。但是，传统的没有分割信息的 VoxelMorph[108] 较差，这表明分割驱动策略对于多光谱眼底图像配准非常有效。此外，表 5-1 中 ASRNet-R 和 ASRNet 分别表示有标签数据训练的基于分割驱动的配准网络和经过无标签数据参与训练的配准网络。对比结果表明，对抗性学习 ASRNet 有助于改善配准的结果，因为它

提供了更多的用于训练的数据。通过目测比较不同方法分析的多光谱眼底图像也可以得出类似的结论，结果如图 5-6 所示。在本实验所有使用的多光谱数据集上，所提出的 ASRNet 算法与其他配准方法相比达到了最好的性能，这可以归因于它结合了分割驱动和对抗性学习策略。ASRNet 方法在测试阶段运行速度也很快，在单个 GPU 上预测一个图像对大约需要 0.75s 的时间，每个图像对的自动配准速度比传统的配准算法要快很多倍。

表 5-1　图像配准结果比较：使用不同策略的方法获得的 16 个 MSI 眼底图像

数据序列的平均 MAE 值

图像序列 ID	原始图像	VoxelMorph	VoxelMorph（L）	LDWSL	ASRNet-R	ASRNet
ID：1-1	12.73	8.22	2.46	2.53	2.26	2.21
ID：1-2	11.88	7.68	2.62	2.64	2.38	2.23
ID：2-1	11.63	7.31	2.48	2.42	2.2	2.17
ID：2-2	13.23	8.82	2.68	2.51	2.46	2.32
ID：3-1	12.58	8.03	3.32	3.44	3.25	3.01
ID：3-2	11.09	7.21	2.88	2.83	2.84	2.65
ID：4-1	13.31	8.98	3.01	3.12	3.05	2.91
ID：4-2	11.02	6.69	2.78	2.83	2.72	2.52
ID：5-1	13.98	8.34	2.28	2.25	2.16	2.01
ID：5-2	11.69	7.52	2.02	1.98	1.83	1.78
ID：6-1	13.9	8.28	2.53	2.49	2.38	2.27
ID：6-2	12.23	7.53	1.83	1.86	1.82	1.81
ID：7-1	12.43	7.95	2.09	2.1	1.98	1.87
ID：7-2	11.89	7.52	2.34	2.22	2.15	1.98
ID：8-1	10.62	6.88	1.98	2.01	1.82	1.76
ID：8-2	13.43	9.34	2.25	2.31	2.01	1.95
Average MAE	12.35	7.89	2.47	2.47	2.33	2.21
Runtime（s）	—	0.63	0.63	1.25	0.75	0.75

5.4.4.2　分割网络实验结果

为了证明提出的分割和配准对抗学习网络的优势，使用相同的数据集对所提出的方法与两个经典的血管分割网络，即 U-Net[47] 和 DRIU[159] 进行比较。U-Net[47] 和 ASRNet-S 具有相同的结构和损耗函数。表 5-2 列出了使用 4 种不同方法获得的血管分割结果的平均 DSC 分数及其标准差。通过实验发

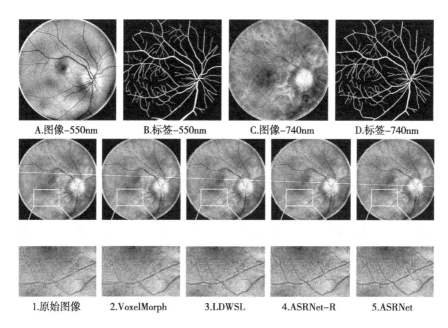

A.图像-550nm B.标签-550nm C.图像-740nm D.标签-740nm

1.原始图像 2.VoxelMorph 3.LDWSL 4.ASRNet-R 5.ASRNet

图5-6　多光谱眼底图像的配准结果

最上一行：对应 MSI-550 和 MSI-740 的光谱切片；对应 MSI-550 和 MSI-740 的手工标签的血管图像。中间行：使用 5 种不同配准方法对眼底图像配准后进行定性比较。最底部行：中间行对应的眼底图像的关键区域的放大细节对比。

现，分割网络在较短波长光谱图像中分割血管图时效果良好，但在较长波长光谱图像中分割网络的性能会变差（由于脉络膜结构的出现，分割往往更具挑战性）。提出的网络结构类似于 U-Net，使用广义 Dice 损失函数作来解决眼底血管分割中的类不平衡问题。与 U-Net 和 DRIU 相比，ASRNet 作为一种使用对抗学习的半监督方案，显著提高了眼底血管分割的精度。此外，在图 5-7 中提供了可视化的结果展示，图中第 1 行为一组多光谱眼底图像，可以观察到随着拍摄波长的变化，眼底图像的不同结构之间有明显的灰度差异，由短波长图像至长波长图像视网膜血管逐渐变得不明显，脉络膜结构逐渐显现。第 2 行为多光谱眼底图像对应的视网膜血管的手工标签（ground-truth），第 3 行为 ASRNet 中分割网络预测的视网膜血管图。可以看出，经过训练的模型可以有效预测出多光谱眼底图像的视网膜血管，帮助医生分析眼底的血管变化以及相关疾病。

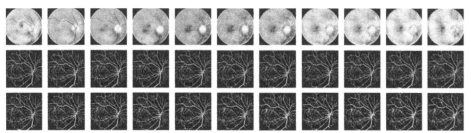

MSI-550　MSI-580　MSI-590　MSI-620　MSI-660　MSI-690　MSI-740　MSI-760　MSI-780　MSI-810　MSI-850

图 5-7　多光谱眼底图像血管分割结果

第1行：患者眼底的 MSI 光谱切片。第2行：ground-truth 视网膜血管图。第3行：提出的 ASRNet 方法获得的分割血管图。

　　图 5-8 为所提出的 ASRNet 与其他先进的基于深度学习的视网膜血管分割方法的对比结果，第1行为原始图像以及对应的手工标签，第2行为不同模型预测的结果，第3行为预测结果与实际标签的差异图。显示的分割结果与表 5-2 中展示的结果一致，表明分割与配准对抗学习算法能够有效提高视网膜血管分割的性能。ASRNet 相对于 U-Net 和 DRIU 的优势也可以通过比较预测的视网膜血管标签和相应的 ground-truth 标签之间的差异图（图 5-8）看出来。

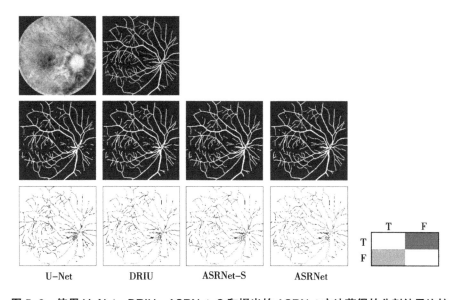

U-Net　　　　　DRIU　　　　ASRNet-S　　　　ASRNet

图 5-8　使用 U-Net、DRIU、ASRNet-S 和提出的 ASRNet 方法获得的分割结果比较

表 5-2　多光谱眼底图像视网膜血管分割结果：通过不同方法获得的 MSI 眼底图像
数据集的 Dice 分数比较（括号内为标准差）

光源波长	U-Net	DRIU	ASRNet-S	ASRNet
550nm	.851（.046）	.853（.051）	.867（.044）	.873（.054）
580nm	.842（.041）	.839（.039）	.842（.046）	.851（.042）
590nm	.826（.039）	.830（.037）	.850（.045）	.858（.047）
620nm	.812（.044）	.822（.038）	.829（.035）	.830（.032）
660nm	.800（.055）	.796（.048）	.812（.047）	.818（.044）
690nm	.792（.048）	.799（.050）	.810（.043）	.812（.040）
740nm	.799（.045）	.786（.041）	.801（.044）	.807（.037）
760nm	.783（.042）	.792（.056）	.803（.039）	.808（.036）
780nm	.804（.049）	.811（.042）	.806（.044）	.818（.045）
810nm	.807（.058）	.807（.049）	.809（.051）	.808（.055）
850nm	.798（.056）	.799（.058）	.798（.063）	.807（.051）

5.5　本章小结

　　本章提出了一种新颖的半监督图像分割和配准对抗学习网络（ASRNet），
用于分析多光谱眼底图像的算法。该算法模型将新的分割驱动的弱监督配准方
法与基于深度学习的分割模型相结合。ASRNet 使用分割和配准对抗性学习策
略，可以同时预测血管图和图像对的空间对应关系，在一定程度上解决了训练
深度学习模型获取精细标注困难的问题。在该算法中，分割网络能够生成血管
标签，生成的血管标签又可以驱动配准网络；配准网络输出空间变换，用于使
血管标签形变并生成可能区域图，该可能区域图可进一步用于辅助分割网络的
训练。然而，为防止大量无标签数据引起的错误积累，所设计的方法不应该过
度使用无标签数据。实验结果表明，所提出的 ASRNet 算法实现了分割和配准
任务的同时预测，并提高了两个任务的精度。在工程应用中，MSI 图像采集设
备集成 ASRNet 算法后可以纠正眼动等因素导致的图像序列位移，同时可以将
眼底血管分割出来。这些改进都可以为医生提供更多的辅助诊断信息，帮助医
生提高疾病诊断的准确率。

第 **6** 章

总结与展望

6.1　本书工作内容总结

医学影像分析已经成为医学研究、临床疾病辅助诊断中一个不可或缺的技术手段，特别是以深度卷积神经网络为基础的深度学习算法已经成为医学影像分析研究中的热点。传统的医学影像配准算法在大维度、大规模医学影像数据和智能手术导航等应用中表现出了一定的局限性。

本书以深度学习算法为基础，提出了多种单模态 / 多模态医学影像配准算法，着力解决深度学习算法在医学影像配准任务中的各种难题。

本书的研究内容可以总结为以下几点：

（1）针对无监督深度学习医学影像配准问题提出了一种新的对称配准网络模型 S-Net，该算法可以更好地预测出配准过程中遇到的较大的局部形变。在算法的实现过程中，将生成的伪中心模板作为配准路径的中间空间，将原本的单向长形变路径拆分为两条短的对称形变路径，同时优化模板图像到伪中心模板图像和目标图像到伪中心模板图像的形变，直至两个形变后的图像能够接近整个形变路径的中点。该方法能够生成两个形变场，然后将形变后的模板图像与形变后的目标图像进行匹配。与直接预估原始的模板图像和原始的目标图像之间的空间对应关系的方法相比，该方法更加容易，预测出来的形变场往往更加平滑，算法模型在训练时也更容易收敛。S-Net 在训练的过程中使用图像相似度度量进行优化，以无监督的端到端方式实现图像配准任务，因此模型训练过程中不需要已知的形变场结果作为模型训练的真实标签来监督模型的训练过程。测试评估了传统图像配准模型、基于深度学习的图像单向配准模型和本章提出的图像对称配准模型预测的形变场的精确度及折叠数等指标。实验结果表明，S-Net 成功地减少了预测形变场的折叠数，同时也提供了更准确的配准结果。

（2）提出了一种新的深度学习网络模型 SymReg-GAN。它是一种基于 GAN 的多模态和单模态图像配准的新方法。该算法通过 GAN 网络的方式，利用生成器来预测图像之间几何变换，利用判别器区分预测的形变场与真实的形变场之间的差异，通过对抗博弈完成神经网络的训练过程。此外，在基于 GAN 的图像配准中引入了对称性策略；设计的网络结构还利用半监督策略，使得有标签数据（已知形变场）和无标签数据（未知形变场）都能得到充分利用。SymReg-GAN 在多模态和单模态图像配准中具有 3 个独特的优势，改进和解决了传统配准技术的至少 3 个局限性，包括大多数非学习技术迭代优化运算过程中运算量非常巨大、大多数基于学习的方法标注数据的人力成本高昂，以及探索复杂的模态间转换的困难。

（3）提出了一种新的半监督图像分割和配准对抗学习网络（ASRNet）用来分析多光谱眼底图像，训练好的算法能够在配准图像对的同时，将多光谱眼底血管分割出来。该方法将分割驱动的弱监督配准方法与分割模型相结合，解决了 MSI 眼底图像缺乏眼底血管标签的问题。同时，ASRNet 中分割和配准网络中使用的对抗性学习策略，增强了算法的鲁棒性。

6.2 本研究工作展望

本书对基于深度学习的医学影像配准算法进行了充分研究，在单模态/多模态医学影像对称配准问题的研究上取得了一定的成果。但医学影像配准是一项非常复杂的任务，涉及图像预处理、临床应用以及医学影像工程设备应用等，仍有一些挑战有待解决。本书的工作还存在一定的问题和不足之处，现列举部分问题以及可以进一步改进的方向：

（1）预处理是图像配准的一个重要组成部分，通常由几个公认的预处理步骤组成，如头骨剥离、放射配准、空间重采样、图像增强、强度归一化和裁剪。在本书的配准任务中，使用的大部分数据是公共数据集，采集的设备、参数等的不同造成了数据的不统一，而不同的预处理步骤可能导致不同的配准结果。由于研究通常使用不同的数据集进行训练和测试，而且需要预处理程序，每个步骤的参数都要经过调整（如体素大小、平滑因子等）。因此，如何在基于深度学习的配准方法中构建完善且有效的预处理步骤是一个需要解决的问题。

（2）本文的模型使用相似度度量和生成对抗网络监督生成图像间的空间变换。空间变换的预测在很大程度上取决于模板图像和目标图像之间的相似度度量的选择。即使是在每个体素的差异为零的理想情况下，也不一定意味着预测出的形变是最好的。因此，如何构建有效的度量机制也是一个需要研究的问题。

（3）尽管与经典配准方法相比，基于深度学习的方法在配准速度和准确性方面有显著提高，但经典方法的优越性（如微分同胚属性和稳健配准）也不容忽视。使形变场更平滑的趋势就是将传统方法中的微分同胚变换与深度学习网络相结合。此外，传统图像配准中，组图像配准是一个重要的研究方向。由于时间和能力所限，这部分工作尚未进行，将组图像配准与深度学习网络结合是未来工作的一个研究方向。

（4）临床应用是所有医学影像处理和分析方法的最终目的。到目前为止，与经典方法相比，许多基于深度学习的图像配准方法已经证明了它们的效率和优越性。越来越多的基于深度学习的医学影像分析技术得到了国家药品监督管理局的批准，集成到医学影像设备后，能够非常便利地帮助医生提高诊断效率。这也表明 AI 医学影像分析算法在医疗设备工程应用中具备非常广阔的前景，未来还有更多更有效的算法需要去探索。

参考文献

［1］梅寒婷.数字医学影像设备综述［J］.影像研究与医学应用，2020，4（3）：1–2.

［2］BARDHAN I, CHEN H, KARAHANNA E. Connecting systems, data, and people：a multidisciplinary research roadmap for chronic disease management［J］. MIS Quarterly, 2020, 44（1）：185–200.

［3］李敢.高端医学影像先进医疗器械业发展战略探析［J］.全球科技经济瞭望，2021，26（8）：67–72.

［4］李斌，毕帆，曹辉，等.基于上海市场十年调查数据看医疗设备"中国制造"的提升［J］.中国医疗设备，2018，33（2）：23–26.

［5］WANG Qi, GUO Nianhui, XIONG Zhitong, et al. Gradient matters：designing binarized neural networks via enhanced information–flow［J］. IEEE Transactions on Pattern Analysis and Machine Intelligence, 2021.

［6］MASI I, WU Yue, HASSNER T, et al. Deep face recognition：a survey［C］. The 31st SIBGRAPI conference on graphics patterns and images（SIBGRAPI）, 2018：471–478.

［7］LIU Lijie, LU Jiwen, XU Chunjing, et al. Deep fitting degree scoring network for monocular 3D object detection［C］. 2019 IEEE/CVF Conference on Computer Vision and Pattern Recognition（CVPR）, 2020：1057–1066.

［8］ZHAO Jia–Xing, CAO Yang, FAN Deng–Ping, et al. Contrast prior and fluid pyramid integration for RGBD salient object detection［C］. 2019 IEEE/CVF Conference on Computer Vision and Pattern Recognition（CVPR）, 2020：3927–3936.

［9］杨丽洋，文戈.深度学习在医学影像中的应用［J］.分子影像学杂志，2020，43（2）：7–11.

［10］文浩，马金盛，王玉慧，等．基于形态学灰度重构的乳腺微钙化点提取［J］．CT 理论与应用研究，2006（2）：33-37.

［11］张利江，刘子先．医联体中协同医疗任务分配问题［J］．工业工程与管理，2015，20（1）：71-76.

［12］叶小剑，阮琴韵，鄢磊，等．声触诊组织量化技术评价临床干预中 - 重度食管胃静脉曲张效果［J］．中国医学影像技术，2020，36（2）：256-260.

［13］ESTEVA A，KUPREL B，NOVOA R A，et al. Dermatologist-level classification of skin cancer with deep neural networks［J］. Nature，2017，542（7639）：115-118.

［14］STURM T，GERLACH J P，PUMPLUN L，et al. Coordinating human and machine learning for effective organizational learning［J］. MIS Quarterly，2021，45（3）：1581-1602.

［15］瞿微花，唐震．深度学习在联合超声和钼靶检查乳腺癌中的应用［J］．现代肿瘤医学，2019，27（1）：151-156.

［16］SENIOR A W，EVANS R，JUMPER J，et al. Improved protein structure prediction using potentials from deep learning［J］. Nature，2020，577（7792）：706-710.

［17］TUNYASUVUNAKOOL K，ADLER J，WU Z，et al. Highly accurate protein structure prediction for the human proteome［J］. Nature，2021，596（7873）：590-596.

［18］DAWOOD K J，ZAQOUT M H，SALEM R M，et al. Artificial neural network for mushroom prediction［J］. International Journal of Academic Information Systems Research（IJAISR），2020，4（10）：147-156.

［19］邢碧媛，盛宇涵，赵迎超，等．人工智能在恶性肿瘤放射治疗领域的相关应用及进展［J］．临床肿瘤学杂志，25（7）：8.

［20］JANG H，YOON B. TechWordNet：Development of semantic relation for technology information analysis using F-term and natural language processing［J］. Information Processing & Management，2021，58（6）：102752.

［21］邵艳春．医学影像融合技术在肿瘤放射治疗中的应用效果［J］．影像研究与医学应用，2020，4（13）：98-99.

［22］PARVATHY V S，POTHIRAJ S. Multi-modality medical image fusion using hybridization of binary crow search optimization［J］. Health Care Management Science，2020，23（4）：661-669.

［23］KLEIN A，GHOSH S S，AVANTS B，et al. Evaluation of volume-based and surface-based brain image registration methods [J]. NeuroImage, 2010, 51 (1): 214–220.

[24] PALLAVARAM S, D'HAESE P-F, LAKE W, et al. Fully automated targeting using nonrigid image registration matches accuracy and exceeds precision of best manual approaches to subthalamic deep brain stimulation targeting in Parkinson disease [J]. Neurosurgery, 2015, 76 (6): 756–765.

[25] BAI Wenjia, SHI Wenzhe, O'REGAN D P, et al. A probabilistic patch-based label fusion model for multi-atlas segmentation with registration refinement: application to cardiac MR images [J]. IEEE Transactions on Medical Imaging, 2013, 32 (7): 1302–1315.

[26] HEBSGAARD L, NIELSEN T M, TU S, et al. Co-registration of optical coherence tomography and X-ray angiography in percutaneous coronary intervention. The does optical coherence tomography optimize revascularization (DOCTOR) fusion study [J]. International Journal of Cardiology, 2015, 182: 272–278.

[27] RIVEST-HENAULT D, SUNDAR H, CHERIET M. Nonrigid 2D/3D registration of coronary artery models with live fluoroscopy for guidance of cardiac interventions [J]. IEEE Transactions on Medical Imaging, 2012, 31 (8): 1557–1572.

[28] VASQUEZ OSORIO E M, HOOGEMAN M S, MÉNDEZ ROMERO A, et al. Accurate CT/MR vessel - guided nonrigid registration of largely deformed livers [J]. Medical Physics, 2012, 39 (5): 2463–2477.

[29] DMITRIEV I, LOO C, VOGEL W, et al. Fully automated deformable registration of breast DCE-MRI and PET/CT [J]. Physics in Medicine & Biology, 2013, 58 (4): 1221.

[30] BUIA A, STOCKHAUSEN F, HANISCH E. Laparoscopic surgery: a qualified systematic review [J]. World Journal of Methodology, 2015, 5 (4): 238.

[31] SHEN Dinggang, WU Guorong, SUK H-I. Deep learning in medical image analysis [J]. Annual Review of Biomedical Engineering, 2017, 19: 221–248.

[32] LIU Jun, SINGH G, AL'AREF S, et al. Image registration in medical robotics and intelligent systems: fundamentals and applications [J]. Advanced Intelligent Systems, 2019, 1 (6): 1900048.

[33] ANUTA P E. Digital registration of multispectral video imagery [J]. Optical Engineering, 1969, 7 (6): 706168.

[34] HABER E, MODERSITZKI J. Image registration with guaranteed displacement regularity [J].

International Journal of Computer Vision, 2007, 71（3）: 361-372.

［35］RENGARAJAN V, RAJAGOPALAN A N, ARAVIND R, et al. Image registration and change detection under rolling shutter motion blur［J］. IEEE Transactions on Pattern Analysis and Machine Intelligence, 2016, 39（10）: 1959-1972.

［36］FERRANTE E, PARAGIOS N. Graph-based slice-to-volume deformable registration［J］. International Journal of Computer Vision, 2018, 126（1）: 36-58.

［37］SOTIRAS A, DAVATZIKOS C, PARAGIOS N. Deformable medical image registration: A survey［J］. IEEE Transactions on Medical Imaging, 2013, 32（7）: 1153-1190.

［38］RUECKERT D, SONODA L I, HAYES C, et al. Nonrigid registration using free-form deformations: application to breast MR images［J］. IEEE Transactions on Medical Imaging, 1999, 18（8）: 712-721.

［39］SHEN D, DAVATZIKOS C. HAMMER: hierarchical attribute matching mechanism for elastic registration［J］. IEEE Transactions on Medical Imaging, 2002, 21（11）: 1421-1439.

［40］VERCAUTEREN T, PENNEC X, PERCHANT A, et al. Diffeomorphic demons: Efficient non-parametric image registration［J］. NeuroImage, 2009, 45（1）: S61-S72.

［41］LOMBAERT H, GRADY L, PENNEC X, et al. Spectral log-demons: diffeomorphic image registration with very large deformations［J］. International Journal of Computer Vision, 2014, 107（3）: 254-271.

［42］MAINTZ J A, VIERGEVER M A. A survey of medical image registration［J］. Medical Image Analysis, 1998, 2（1）: 1-36.

［43］ROGELJ P, KOVAČIČ S. Symmetric image registration［J］. Medical Image Analysis, 2006, 10（3）: 484-493.

［44］ALOM M Z, TAHA T M, YAKOPCIC C, et al. The history began from alexnet: a comprehensive survey on deep learning approaches［J］. arXiv preprint arXiv: 180301164, 2018.

［45］REN Shaoqing, HE Kaiming, GIRSHICK R, et al. Faster R-CNN: towards real-time object detection with region proposal networks［J］. IEEE Transactions on Pattern Analysis and Machine Intelligence, 2016, 39（6）: 1137-1149.

［46］HE Kaiming, ZHANG Xiangyu, REN Shaoqing, et al. Deep residual learning for image recognition [C]. the IEEE Conference on Computer Vision and Pattern Recognition, 2016: 770–778.

[47] RONNEBERGER O, FISCHER P, BROX T. U–net: Convolutional networks for biomedical image segmentation [C]. International Conference on Medical Image Computing and Computer–assisted Intervention, 2015: 234–241.

[48] YANG Qingsong, YAN Pingkun, ZHANG Yanbo, et al. Low–dose CT image denoising using a generative adversarial network with Wasserstein distance and perceptual loss [J]. IEEE Transactions on Medical Imaging, 2018, 37 (6): 1348–1357.

[49] YAO Ruoyang, OCHOA M, INTES X, et al. Deep compressive macroscopic fluorescence lifetime imaging [C]. 2018 IEEE 15th International Symposium on Biomedical Imaging (ISBI 2018), 2018: 908–911.

[50] YANG Xiao, KWITT R, STYNER M, et al. Quicksilver: fast predictive image registration – a deep learning approach [J]. NeuroImage, 2017, 158: 378–396.

[51] JADERBE M, SIMONYAN K, ZISSERMAN A. Spatial transformer networks [J]. Advances in Neural Information Processing Systems, 2015, 28: 2017–2025.

[52] BALAKRISHNAN G, ZHAO A, SABUNCU M R, et al. An unsupervised learning model for deformable medical image registration [C]. The IEEE Conference on Computer Vision and Pattern Recognition, 2018: 9252–9260.

[53] DE VOS B D, BERENDSEN F F, VIERGEVER M A, et al. End–to–end unsupervised deformable image registration with a convolutional neural network [M]. Deep Learning in Medical Image Analysis and Multimodal Learning for Clinical Decision Support. Springer, 2017: 204–212.

[54] LI Hongming, FAN Yong. Non–rigid image registration using self–supervised fully convolutional networks without training data [C]. 2018 IEEE 15th International Symposium on Biomedical Imaging (ISBI 2018), 2018: 1075–1078.

[55] HU Yipeng, MODAT M, GIBSON E, et al. Weakly–supervised convolutional neural networks for multimodal image registration [J]. Medical Image Analysis, 2018, 49: 1–13.

[56] FAN Jingfan, CAO Xiaohuan, XUE Zhong, et al. Adversarial similarity network for evaluating image alignment in deep learning based registration [C]. International Conference on Medical Image Computing and Computer–Assisted Intervention, 2018: 739–746.

［57］FOLEY J, VAN DAM A. Computer Graphics［M］.2nd ed. Addison–Wesley, 1990: 584–595.

［58］SZELISKI R, LAVALLÉE S. Matching 3–D anatomical surfaces with non–rigid deformations using octree–splines［J］. International Journal of Computer Vision, 1996, 18（2）: 171–186.

［59］ECKHARD T, VALERO E M, HERNÁNDEZ–ANDRÉS J, et al. Evaluating logarithmic kernel for spectral reflectance estimation—effects on model parametrization, training set size, and number of sensor spectral channels［J］. Journal of the Optical Society of America A Optics Image Science & Vision, 2014, 31（3）: 541–549.

［60］YAHAYA K B, DAWAL S Z M, ZADRY H R. Medical image registration: Comparison and evaluation of nonlinear transformation algorithms［C］. IEEE EMBS Conference on Biomedical Engineering and Sciences（IECBES）, 2010: 107–110.

［61］BROIT C. Optimal Registration of Deformed Images［M］.University of Pennsylvania. Graduate School of Arts and Sciences, 1981.

［62］BRO–NIELSEN M, GRAMKOW C. Fast fluid registration of medical images［C］. International Conference on Visualization in Biomedical Computing, 1996: 265–276.

［63］THIRION J–P. Image matching as a diffusion process: an analogy with Maxwell's demons［J］. Medical Image Analysis, 1998, 2（3）: 243–260.

［64］HARRIS C, STEPHENS M. A combined corner and edge detector［C］. Alvey Vision Conference, 1988, 15: 147–151.

［65］MIKOLAJCZYK K, TUYTELAARS T, SCHMID C, et al. A comparison of affine region detectors［J］. International Journal of Computer Vision, 2005, 65（1）: 43–72.

［66］LOWE D G. Distinctive image features from scale–invariant keypoints［J］. International Journal of Computer Vision, 2004, 60（2）: 91–110.

［67］STEWART C V, TSAI C–L, ROYSAM B. The dual–bootstrap iterative closest point algorithm with application to retinal image registration［J］. IEEE Transactions on Medical Imaging, 2003, 22（11）: 1379–1394.

［68］ROCHE A, PENNEC X, MALANDAIN G, et al. Rigid registration of 3–D ultrasound with MR images: a new approach combining intensity and gradient information［J］. IEEE Transactions on Medical Imaging, 2001, 20（10）: 1038–1049.

［69］PLUIM J P, MAINTZ J A, VIERGEVER M A. F–information measures in medical image registration[J]. IEEE Transactions on Medical Imaging, 2004, 23（12）: 1508-1516.

[70] 周友兵. 基于归一化互信息的 CT-MRI 脑图像配准[J]. 现代电子技术, 2007, 30（8）: 101-102.

[71] KLEIN S, STARING M, PLUIM J P. Evaluation of optimization methods for nonrigid medical image registration using mutual information and B-splines[J]. IEEE Transactions on Image Processing, 2007, 16（12）: 2879-2890.

[72] MORÉ J J, THUENTE D J. Line search algorithms with guaranteed sufficient decrease[J]. ACM Transactions on Mathematical Software（TOMS）, 1994, 20（3）: 286-307.

[73] PRESS W H, TEUKOLSKY S A, VETTERING W T, et al. Numerical recipes in C++: the art of scientific computing[J]. European Journal of Physics, 2003, 24（3）: 329.

[74] BEG M F, MILLER M I, TROUVÉ A, et al. Computing large deformation metric mappings via geodesic flows of diffeomorphisms[J]. International Journal of Computer Vision, 2005, 61（2）: 139-157.

[75] JOHNSON H J, CHRISTENSEN G E. Consistent landmark and intensity-based image registration[J]. IEEE Transactions on Medical Imaging, 2002, 21（5）: 450-461.

[76] POLYAK B T. The conjugate gradient method in extremal problems[J]. USSR Computational Mathematics and Mathematical Physics, 1969, 9（4）: 94-112.

[77] HAGER W W, ZHANG Hongchao. A survey of nonlinear conjugate gradient methods[J]. Pacific Journal of Optimization, 2006, 2（1）: 35-58.

[78] TUSTISON N J, AVANTS B B, GEE J C. Directly manipulated free-form deformation image registration[J]. IEEE Transactions on Image Processing, 2009, 18（3）: 624-635.

[79] SCHNABEL J A, RUECKERT D, QUIST M, et al. A generic framework for non-rigid registration based on non-uniform multi-level free-form deformations[C]. International Conference on Medical Image Computing and Computer-Assisted Intervention, 2001: 573-581.

[80] POWELL M. How bad are the BFGS and DFP methods when the objective function is quadratic?[J]. Mathematical Programming, 1986, 34（1）: 34-47.

[81] BYRD R H, NOCEDAL J, YUAN Ya-Xiang. Global convergence of a cass of quasi-Newton methods on convex problems[J]. SIAM Journal on Numerical Analysis, 1987, 24（5）: 1171-1190.

[82] VERCAUTEREN T, PENNEC X, MALIS E, et al. Insight into efficient image registration

techniques and the demons algorithm ［ C ］. Biennial International Conference on Information Processing in Medical Imaging, 2007: 495–506.

［ 83 ］ YEO B T, VERCAUTEREN T, FILLARD P, et al. DT–REFinD: Diffusion tensor registration with exact finite–strain differential ［ J ］. IEEE Transactions on Medical Imaging, 2009, 28 (12): 1914–1928.

［ 84 ］ BHAGALIA R, FESSLER J A, KIM B. Accelerated nonrigid intensity–based image registration using importance sampling ［ J ］. IEEE Transactions on Medical Imaging, 2009, 28 (8): 1208–1216.

［ 85 ］ BALCI S K, GOLLAND P, SHENTON M E, et al. Free–form B–spline deformation model for groupwise registration ［ J ］. Med Image Comput Comput Assist Interv, 2007.

［ 86 ］ WACHINGER C, NAVAB N. Entropy and Laplacian images: Structural representations for multi–modal registration ［ J ］. Medical Image Analysis, 2012, 16 (1): 1–17.

［ 87 ］ AL–AZZAWI N, ABDULLAH W A K W. MRI monomodal feature–based registration based on the efficiency of multiresolution representation and mutual information ［ J ］. American Journal of Biomedical Engineering, 2012, 2 (3): 98–104.

［ 88 ］ STUDHOLME C, HILL D L, HAWKES D J. An overlap invariant entropy measure of 3D medical image alignment ［ J ］. Pattern recognition, 1999, 32 (1): 71–86.

［ 89 ］ STUDHOLME C, DRAPACA C, IORDANOVA B, et al. Deformation–based mapping of volume change from serial brain MRI in the presence of local tissue contrast change ［ J ］. IEEE Transactions on Medical Imaging, 2006, 25 (5): 626–639.

［ 90 ］ WEIN W, BRUNKE S, KHAMENE A, et al. Automatic CT–ultrasound registration for diagnostic imaging and image–guided intervention ［ J ］. Medical Image Analysis, 2008, 12 (5): 577–585.

［ 91 ］ MAINTZ J A, VAN DEN ELSEN P A, VIERGEVER M A. 3D multimodality medical image registration using morphological tools ［ J ］. Image and Vision Computing, 2001, 19 (1–2): 53–62.

［ 92 ］ DROSKE M, RUMPF M. A variational approach to nonrigid morphological image registration ［ J ］. SIAM Journal on Applied Mathematics, 2004, 64 (2): 668–687.

［ 93 ］ HABER E, MODERSITZKI J. Intensity gradient based registration and fusion of multi–modal images ［ C ］. International Conference on Medical Image Computing and Computer–Assisted

Intervention, 2006: 726-733.

[94] THOMPSON W K, HOLLAND D, INITIATIVE A S D N. Bias in tensor based morphometry Stat-ROI measures may result in unrealistic power estimates[J]. NeuroImage, 2011, 57(1): 1-4.

[95] AVANTS B B, EPSTEIN C L, GROSSMAN M, et al. Symmetric diffeomorphic image registration with cross-correlation: evaluating automated labeling of elderly and neurodegenerative brain[J]. Medical Image Analysis, 2008, 12 (1): 26-41.

[96] VERCAUTEREN T, PENNEC X, PERCHANT A, et al. Symmetric log-domain diffeomorphic registration: A demons-based approach [C]. International Conference on Medical Image Computing and Computer-Assisted Intervention, 2008: 754-761.

[97] WOO J, STONE M, PRINCE J L. Multimodal registration via mutual information incorporating geometric and spatial context[J]. IEEE Transactions on Image Processing, 2014, 24 (2): 757-769.

[98] LEE D, HOFMANN M, STEINKE F, et al. Learning similarity measure for multi-modal 3D image registration [C]. the IEEE Conference on Computer Vision and Pattern Recognition, 2009: 186-193.

[99] CHRISTENSEN G E, JOHNSON H J. Consistent image registration[J]. IEEE Transactions on Medical Imaging, 2001, 20 (7): 568-582.

[100] LEOW A, HUANG S-C, GENG A, et al. Inverse consistent mapping in 3D deformable image registration: its construction and statistical properties [C]. Biennial International Conference on Information Processing in Medical Imaging, 2005: 493-503.

[101] ROHÉ M-M, DATAR M, HEIMANN T, et al. SVF-Net: Learning deformable image registration using shape matching [C]. International Conference on Medical Image Computing and Computer-Assisted Intervention, 2017: 266-274.

[102] KREBS J, MANSI T, DELINGETTE H, et al. Robust non-rigid registration through agent-based action learning [C]. International Conference on Medical Image Computing and Computer-Assisted Intervention, 2017: 344-352.

[103] SOKOOTI H, DE Vos B, BERENDSEN F, et al. Nonrigid image registration using multi-scale 3D convolutional neural networks [C]. International Conference on Medical Image Computing and Computer-Assisted Intervention, 2017: 232-239.

［104］FAN Jingfan, CAO Xiaohuan, YAP P-T, et al. BIRNet: Brain image registration using dual-supervised fully convolutional networks［J］. Medical Image Analysis, 2019, 54: 193-206.

［105］SEDGHI A, LUO Jie, MEHRTASH A, et al. Semi-supervised image registration using deep learning［C］. Medical Imaging 2019: Image-Guided Procedures, Robotic Interventions, and Modeling. 2019, 10951: 109511G.

［106］NIETHAMMER M, KWITTR, VIALARD F-X. Metric learning for image registration［C］. The IEEE/CVF Conference on Computer Vision and Pattern Recognition, 2019: 8463-8472.

［107］DE VOS B D, BERENDSEN F F, VIERGEVER M A, et al. A deep learning framework for unsupervised affine and deformable image registration［J］. Medical Image Analysis, 2019, 52: 128-143.

［108］BALAKRISHNAN G, ZHAO A, SABUNCU M R, et al. VoxelMorph: a learning framework for deformable medical image registration［J］. IEEE Transactions on Medical Imaging, 2019, 38（8）: 1788-1800.

［109］SHEN Zhengyang, HAN Xu, XU Zhenlin, et al. Networks for joint affine and non-parametric image registration［C］. The IEEE/CVF Conference on Computer Vision and Pattern Recognition, 2019: 4224-4233.

［110］KIM B, KIM J, LEE J-G, et al. Unsupervised deformable image registration using cycle-consistent cnn［C］. International Conference on Medical Image Computing and Computer-Assisted Intervention, 2019: 166-174.

［111］CAO Xiaohuan, YANG Jianhua, ZHANG Jun, et al. Deformable image registration based on similarity-steered CNN regression［C］. International Conference on Medical Image Computing and Computer-Assisted Intervention, 2017: 300-308.

［112］MAES F, COLLIGNON A, VANDERMEULEN D, et al. Multimodality image registration by maximization of mutual information［J］. IEEE Transactions on Medical Imaging, 1997, 16（2）: 187-198.

［113］VIOLA P, WELLS III W M. Alignment by maximization of mutual information［J］. International Journal of Computer Vision, 1997, 24（2）: 137-154.

［114］CARDOSO M J, ARBEL T, CARNEIRO G, et al. Deep learning in medical image analysis and multimodal learning for clinical decision support: third international workshop, DLMIA

2017, and 7th international workshop, ML–CDS 2017, held in conjunction with MICCAI 2017, Québec City, QC, Canada, September 14, Proceedings[M]. Springer, 2017.

[115] LV Jun, YANG Ming, ZHANG Jue, et al. Respiratory motion correction for free–breathing 3D abdominal MRI using CNN–based image registration: a feasibility study[J]. The British Journal of Radiology, 2018, 91: 20170788.

[116] HASKINS G, KRUECKER J, KRUGER U, et al. Learning deep similarity metric for 3D MR – TRUS image registration[J]. International Journal of Computer Assisted Radiology and Surgery, 2019, 14（3）: 417–425.

[117] ZHU Ning, NAJAFI M, HAN Bin, et al. Feasibility of image registration for ultrasound–guided prostate radiotherapy based on similarity measurement by a convolutional neural network[J]. Technology in Cancer Research & Treatment, 2019: 18.

[118] YAN Pingkun, XU Sheng, RASTINEHAD A R, et al. Adversarial image registration with application for MR and TRUS image fusion [C]. International Workshop on Machine Learning in Medical Imaging, 2018: 197–204.

[119] DUAN Luwen, YUAN Gang, GONG Lun, et al. Adversarial learning for deformable registration of brain MR image using a multi–scale fully convolutional network [J]. Biomedical Signal Processing and Control, 2019, 53: 101562.

[120] TANNER C, OZDEMIR F, PROFANTER R, et al. Generative adversarial networks for mr–ct deformable image registration[J]. arXiv preprint arXiv: 180707349, 2018.

[121] ZHU Jun–Yan, PARK T, ISOLA P, et al. Unpaired image–to–image translation using cycle–consistent adversarial networks [C]. The IEEE International Conference on Computer Vision, 2017: 2223–2232.

[122] HU Yipeng, GIBSON E, GHAVAMI N, et al. Adversarial deformation regularization for training image registration neural networks [C]. International Conference on Medical Image Computing and Computer–Assisted Intervention, 2018: 774–782.

[123] FAN Jingfan, CAO Xiaohuan, WANG Qian, et al. Adversarial learning for mono–or multi–modal registration[J]. Medical Image Analysis, 2019, 58: 101545.

[124] FU Yabo, LEI Yang, WANG Tonghe, et al. LungRegNet: an unsupervised deformable image registration method for 4D - CT lung[J]. Medical Physics, 2020, 47（4）: 1763–1774.

[125] QIN C, SHI B, LIAO R, et al. Unsupervised deformable registration for multi–modal

images via disentangled representations [C]. International Conference on Information Processing in Medical Imaging, 2019: 249–261.

[126] SHATTUCK D W, MIRZA M, ADISETIYO V, et al. Construction of a 3D probabilistic atlas of human cortical structures [J]. NeuroImage, 2008, 39 (3): 1064–1080.

[127] CAVINESS V S, MEYER J, MAKRIS N, et al. MRI–based topographic parcellation of human neocortex: an anatomically specified method with estimate of reliability [J]. Journal of Cognitive Neuroscience, 1996, 8 (6): 566–587.

[128] KLEIN A, ANDERSSON J, ARDEKANI B A, et al. Evaluation of 14 nonlinear deformation algorithms applied to human brain MRI registration [J]. NeuroImage, 2009, 46 (3): 786–802.

[129] ZITOVA B, FLUSSER J. Image registration methods: a survey [J]. Image and Vision Computing, 2003, 21 (11): 977–1000.

[130] JIANG P, SHACKLEFORD J A. Cnn driven sparse multi–level b–spline image registration [C]. The IEEE Conference on Computer Vision and Pattern Recognition, 2018: 9281–9289.

[131] LIU R S, LEMIEUX L, BELL G S, et al. A longitudinal study of brain morphometrics using quantitative magnetic resonance imaging and difference image analysis [J]. NeuroImage, 2003, 20 (1): 22–33.

[132] IAN G, POUGET–ABADIE J, MIRZA M, et al. Generative adversarial nets [C]. Advances in Neural Information Processing Systems, 2014.

[133] LAI W–S, HUANG J–B, YANG M–H. Semi–supervised learning for optical flow with generative adversarial networks [C]. The 31st International Conference on Neural Information Processing Systems, 2017: 353–363.

[134] ISOLA P, ZHU Jun–Yan, ZHOU Tinghui, et al. Image–to–image translation with conditional adversarial networks [C]. The IEEE Conference on Computer Vision and Pattern Recognition, 2017: 1125–1134.

[135] MATHIEU M, COUPRIE C, LECUN Y. Deep multi–scale video prediction beyond mean square error [J]. arXiv preprint arXiv: 151105440, 2015.

[136] GOODFELLOW I, POUGET–ABADIE J, MIRZA M, et al. Generative adversarial nets [J]. Advances in Neural Information Processing Systems, 2014, 27.

[137] ZHANG Zizhao, YANG Lin, ZHENG Yefeng. Translating and segmenting multimodal

medical volumes with cycle–and shape–consistency generative adversarial network [C] . The IEEE Conference on Computer Vision and Pattern Recognition, 2018: 9242–9251.

[138] CICEK O, ABDULKADIR A, LIENKAMP S S, et al. 3D U–Net: learning dense volumetric segmentation from sparse annotation [C]. International Conference on Medical Image Computing and Computer–Assisted Intervention, 2016: 424–432.

[139] HU Yipeng, MODAT M, GIBSON E, et al. Label–driven weakly–supervised learning for multimodal deformable image registration [C] . The 15th IEEE International Symposium on Biomedical Imaging (ISBI 2018), 2018: 1070–1074.

[140] GLOCKER B, KOMODAKIS N, TZIRITAS G, et al. Dense image registration through MRFs and efficient linear programming [J] . Medical Image Analysis, 2008, 12 (6): 731–741.

[141] JASON J Y, HARLEY A W, DERPANIS K G. Back to basics: Unsupervised learning of optical flow via brightness constancy and motion smoothness [C] . European Conference on Computer Vision, 2016: 3–10.

[142] ZHANG Jun. Inverse–consistent deep networks for unsupervised deformable image registration [J] . arXiv preprint arXiv: 180903443, 2018.

[143] JENKINSON M, BECKMANN C F, BEHRENS T E, et al. Fsl [J] . NeuroImage, 2012, 62 (2): 782–790.

[144] JENKINSON M, SMITH S. A global optimisation method for robust affine registration of brain images [J] . Medical Image Analysis, 2001, 5 (2): 143–156.

[145] FISCHL B. FreeSurfer [J] . NeuroImage, 2012, 62 (2): 774–781.

[146] MCCLUSHEY P, POWELL R J. The eye in systemic inflammatory diseases [J] . The Lancet, 2004, 364 (9451): 2125–2133.

[147] ABRÀMOFF M D, GARVIN M K, SONKA M. Retinal imaging and image analysis [J] . IEEE Reviews in Biomedical Engineering, 2010, 3: 169–208.

[148] PINAZO–DURÁN M D, ZANÓN–MORENO V, GARCÍA–MEDINA J J, et al. Eclectic ocular comorbidities and systemic diseases with eye involvement: a review [J] . BioMed Research International, 2016.

[149] KRISHNA B, GNANASEKARAN T. Retinal vessel extraction framework using modified Adaboost extreme learning machine [J] . Cmc–Computers Materials & Continua, 2019, 60

（3）：855–869.

［150］EVERDELL N，STYLES I，CALCAGNI A，et al. Multispectral imaging of the ocular fundus using light emitting diode illumination［J］. Review of Scientific Instruments，2010，81（9）：93706.

［151］CALCAGNI A，GIBSON J M，STYLES I，et al. Multispectral retinal image analysis：a novel non–invasive tool for retinal imaging［J］. Eye，2011，25（12）：1562–1569.

［152］LI Shanshan，HUANG Lvzhen，BAI Yujin，et al. In vivo study of retinal transmission function in different sections of the choroidal structure using multispectral imaging［J］. Investigative Ophthalmology & Visual Science，2015，56（6）：3731–3742.

［153］ALTERINI T，DÍAZ–DOUTÓN F，BURGOS–FERNÁNDEZ F J，et al. Fast visible and extended near–infrared multispectral fundus camera［J］. Journal of Biomedical Optics，2019，24（9）：96007.

［154］LIN Jianwei，ZHENG Yuanjie，JIAO Wanzheng，et al. Groupwise registration of sequential images from multispectral imaging（MSI）of the retina and choroid［J］. Optics Express，2016，24（22）：25277–25290.

［155］ZHENG Yuanjie，WANG Yu，JIAO Wanzheng，et al. Joint alignment of multispectral images via semidefinite programming［J］. Biomedical Optics Express，2017，8（2）：890–901.

［156］SUI Xiaodan，ZHENG Yuanjie，JIANG Yanyun，et al. Deep multispectral image registration network［J］. Computerized Medical Imaging and Graphics，2021，87：101815.

［157］MOCCIA S，DE MOMI E，El HADJI S，et al. Blood vessel segmentation algorithms–review of methods，datasets and evaluation metrics［J］. Computer Methods and Programs in Biomedicine，2018，158：71–91.

［158］LONG J，SHELHAMER E，DARRELL T. Fully convolutional networks for semantic segmentation［C］. The IEEE Conference on Computer Vision and Pattern Recognition，2015：3431–3440.

［159］MANINIS K–K，PONT–TUSET J，ARBELÁEZ P，et al. Deep retinal image understanding［C］. International Conference on Medical Image Computing and Computer–Assisted Intervention，2016：140–148.

［160］FANG Qiming, YAN Jichao, GU Xiaomeng, et al. Unsupervised learning-based deformable registration of temporal chest radiographs to detect interval change ［C］. Medical Imaging 2020: Image Processing, 2020: 11313.

［161］CHEN Junyu, FREY E C. An unsupervised learning model for medical image segmentation ［J］. arXiv preprint arXiv: 200110155, 2020.

［162］LIU Zhe, XIANG Bao, SONG Yuqing, et al. An improved unsupervised image segmentation method based on multi-objective particle swarm optimization clustering algorithm ［J］. Comput Mater Continua, 2019, 58（2）: 451-461.

［163］CHEN M, ARTIÈRES T, DENOYER L. Unsupervised object segmentation by redrawing ［J］. arXiv preprint arXiv: 190513539, 2019.

［164］LI Xin, LIANG Yanchun, ZHAO Minghao, et al. Few-shot learning with generative adversarial networks based on WOA13 data ［J］. Computers, Materials and Continua, 2019, 60（3）: 1073-1085.

［165］TZENG E, HOFFMAN J, SAENKO K, et al. Adversarial discriminative domain adaptation ［C］. The IEEE Conference on Computer Vision and Pattern Recognition, 2017: 7167-7176.

［166］DOU Q, OUYANG C, CHEN C, et al. Unsupervised cross-modality domain adaptation of convnets for biomedical image segmentations with adversarial loss ［J］. arXiv preprint arXiv: 180410916, 2018.

［167］PERONE C S, BALLESTER P, BARROS R C, et al. Unsupervised domain adaptation for medical imaging segmentation with self-ensembling ［J］. NeuroImage, 2019, 194: 1-11.

［168］NIE Dong, GAO Yaozong, WANG Li, et al. Asdnet: Attention based semi-supervised deep networks for medical image segmentation ［C］. International Conference on Medical Image Computing and Computer-Assisted Intervention, 2018: 370-378.

［169］CAO Xiaohuan, YANG Jianhua, WANG Li, et al. Deep learning based inter-modality image registration supervised by intra-modality similarity ［C］. International Workshop on Machine Learning in Medical Imaging, 2018: 55-63.

［170］YU Lequan, YANG Xin, CHEN Hao, et al. Volumetric ConvNets with mixed residual connections for automated prostate segmentation from 3D MR images ［C］. The 31 AAAI Conference on Artificial Intelligence, 2017.

［171］SUDRE C H, LI Wenqi, VERCAUTEREN T, et al. Generalised dice overlap as a deep learning loss function for highly unbalanced segmentations ［M］. Deep Learning in Medical Image Analysis and Multimodal Learning for Clinical Decision Support. Springer, 2017: 240–248.

［172］KINGMA D P, BA J. Adam: A method for stochastic optimization ［J］. arXiv preprint arXiv: 14126980, 2014.

［173］RORDEN C, BRETT M. Stereotaxic display of brain lesions ［J］. Behavioural Neurology, 2000, 12（4）: 191–200.

［174］KIM J, LEE J, CHUNG J W, et al. Locally adaptive 2D – 3D registration using vascular structure model for liver catheterization ［J］. Computers in Biology and Medicine, 2016, 70: 119–130.

［175］DICE L R. Measures of the amount of ecologic association between species ［J］. Ecology, 1945, 26（3）: 297–302.